好爸爸和好妈妈的

枕边书

备孕

四川锦欣西囡妇女儿童医院
毕昇院区编委会/主编

北方联合出版传媒（集团）股份有限公司
辽宁科学技术出版社

图书在版编目（CIP）数据

备孕：好爸爸和好妈妈的枕边书 / 四川锦欣西囡妇女儿童医院毕昇院区编委会主编. — 沈阳 ： 辽宁科学技术出版社，2024.9

ISBN 978-7-5591-3563-6

Ⅰ．①备… Ⅱ．①四… Ⅲ．①优生优育－基本知识 Ⅳ．①R169.1

中国国家版本馆CIP数据核字(2024)第085930号

出版发行：辽宁科学技术出版社
　　　　　（地址：沈阳市和平区十一纬路25号邮编：110003）
印 刷 者：辽宁虎驰科技传媒有限公司
经 销 者：各地新华书店
幅面尺寸：170mm×240mm
印 　 张：14
字 　 数：200千字
出版时间：2024年9月第1版
印刷时间：2024年9月第1次印刷
责任编辑：朴海玉
封面设计：彭麦峰
责任校对：栗　勇

书 　 号：ISBN 978-7-5591-3563-6
定 　 价：58.00元

联系编辑：024-23284367
邮购热线：024-23284502

编委会

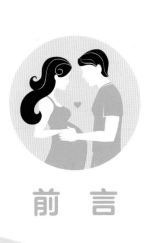

前 言

　　自携手步入婚姻殿堂的那一刻起，夫妻双方便共同绘制了一幅温馨的家庭蓝图，其中，"孕育新生命"无疑是这幅画中最绚烂的一笔。然而，这一美好愿景的实现，虽对许多人而言是自然而然的旅程，却也成了不少家庭面临的挑战与探索。因为，它要求夫妻双方对一系列全新知识的深入学习与掌握。本书的作者团队，作为生育健康的守护者，将携手每一位渴望成为父母的您，共同跨越障碍，直至迎来生命奇迹的诞生。

　　本书作为您备孕路上的贴心伴侣，以其内容的丰富与实用为特点，为每一对备孕夫妇铺设了一条清晰的知识路径。从日常习惯的调整到科学膳食的搭配，从排卵周期的精准把握到适时寻求专业医疗支持的智慧选择，本书全面而深入地覆盖了备孕过程中的每一个关键环节，旨在为您的孕育之旅提供全方位、细致入微的指导。

　　在接下来的篇章中，您将跟随我们的笔触，走进那些家庭或个人在备孕路上所经历的点点滴滴。无论面对身体健康的微妙变化，还是遭遇不明原因的不孕不育困境，抑或是生活环境带来的无形压力，他们都以坚韧不拔的意志和不懈的努力，书写着属于自己的备孕故事。而本书，正是为了在这段旅途中，成为您最坚实的后盾，让您的每一步都走得更加坚定，不再孤单。

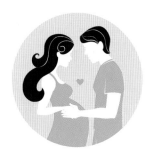

目　录

第一篇　积极备孕篇

第二篇　常见女性生育问题

第三篇　常见男性生育问题

第四篇　辅助生殖技术

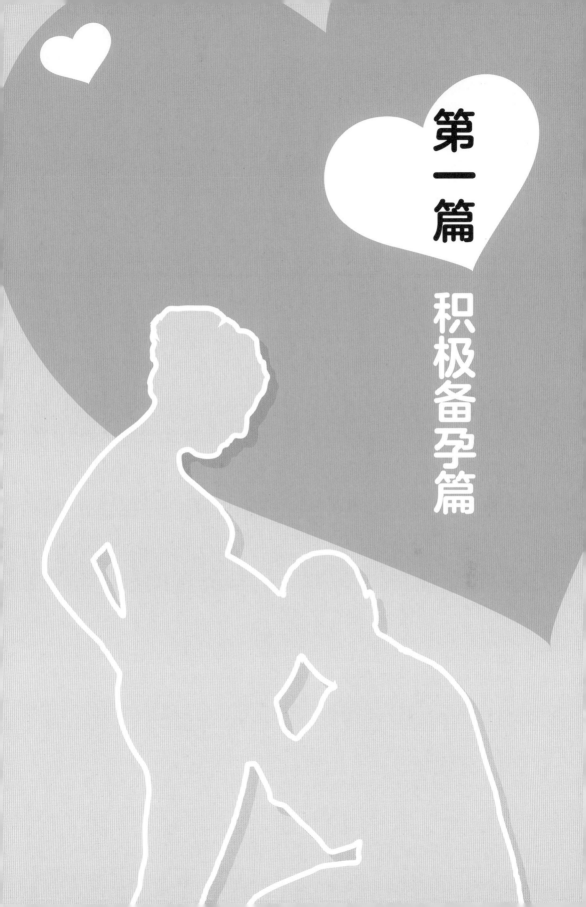

第一篇

积极备孕篇

第一章

如何高效备孕

春华秋实待时至，点滴心血育新苗。孕育生命是一个永恒的话题，双方从相识相知到准备点燃生命的火种时，医院体检报告单上的各项指标均正常，却没有怀上爱情的结晶。因此备孕前的生活同样重要，因为它会影响精子、卵子的质量，从而影响小生命的诞生。

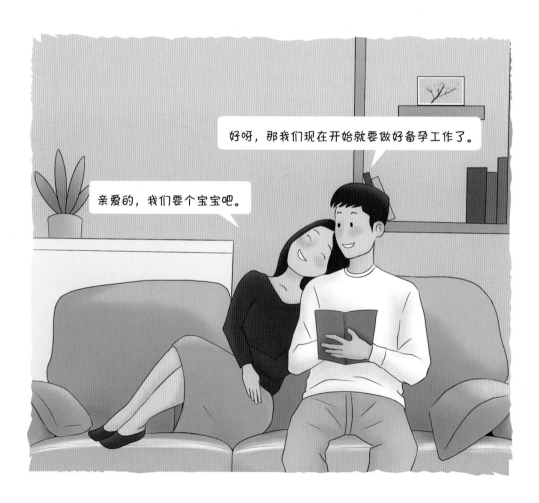

一、为什么要做孕前检查？ >>>>>>>

我们都听过这样的故事：夫妻婚后多年不育，四处寻医问药。妻子做了所有的检查无果，只能常年吃中药调理，再加上打排卵针，仍旧不能成功受孕。最后到大医院就诊，医生对丈夫做了孕前检查，发现丈夫有弱精症，怀孕失败的一切都与妻子无关。这套流程下来，妻子遭了不少罪，也浪费了时间与金钱，更是影响了夫妻感情。

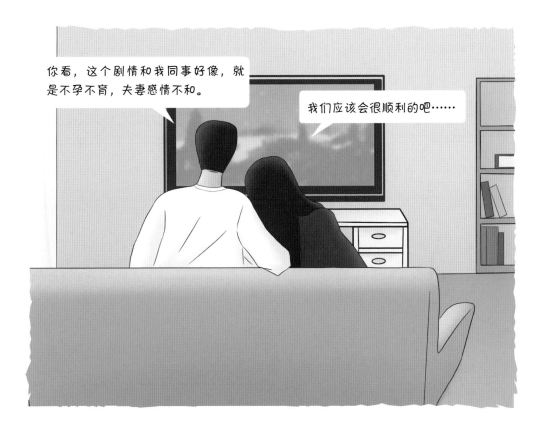

实际上，精子会有活性弱、形态异常或者数量不足的问题，都会导致不孕。为避免上述情形，夫妻备孕之前，双方都需要做孕前检查。

即使最初的孕前检查中丈夫没有问题，若后续发现难以怀孕，依然需要对妻子和丈夫都进行身体检查。这是因为个人身体状态是随着年龄、环境以及健康情况变化而改变的，并非一次检查没有发现问题就能确保终身无忧。

男性孕前检查的主要项目为精液分析，重在检查精子的密度、活性和形态。孕前检查前，男性需要禁欲 3~7 天，禁欲期间应注意休息，不饮酒、不熬夜，避免劳累。

备孕夫妻也可居家自行对精子状态进行自检。在对精子进行自检时，应重点查看精子的味道、颜色和精子量。正常的精液会有轻微的腥味，颜色呈淡黄色或者乳白色。若发现精液内有发红的现象，则可能有精囊或前列腺方面的问题。

正常男性单次射精量在 2~6mL，是一个瓶盖的量。精液数量过少会导致精子失去活力进而丧失功能，导致男性不孕。造成男性精液过少的原因主要有 4 种，分别是精囊和前列腺功能不良、输精管锁闭或狭窄、精索静脉曲张和纵欲过度。

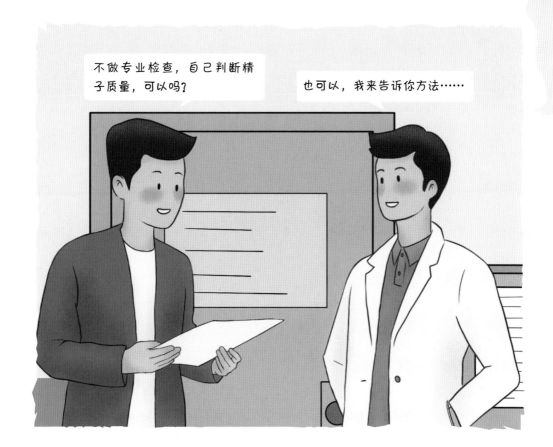

　　男性的生殖器形态也会对生育有所影响。例如，精子在睾丸中发育成熟，若睾丸的形态有异常，则很可能影响到精子的质量与数量。

　　男性激素异常也会导致精子的产生与成熟，影响生育功能。除了精子检查，通常也应对男性激素进行检查。男性激素检查与女性相同，都为激素六项。

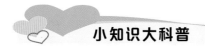

小知识大科普

受制于医学水平的发展，并非所有导致不孕的原因都可以被检测出来。没有被直接查出成因的不孕症被称为不明原因不孕。根据数据统计，目前的不明原因不孕在不孕症中的占比大约在10%。

患者听到不明原因不孕后，经常会心灰意冷。但实际上，有5.9%~27%的不明原因不孕患者仍旧可以获得自然妊娠的机会。此外，宫腔内人工授精和试管婴儿也是较为有效的不明原因不孕的生殖辅助方式。

二、感觉自己的身体很健康，为什么怀不上？ >>>>>>>

经常有患者说："我能吃能喝，无痛无病，常规体检也没发现自己有什么问题，但始终怀不上。这是为什么呢？"其实，怀孕是科学的事，靠感觉是靠不住的。

从健康角度看，个人对健康的直观感受有时并不能完全反映真实的身体状况。在生育问题上尤其如此，因为生育能力低下并非必然由机体严重病变引起，其症状并没有痛感，也不会影响正常的日常生活。例如，有位无精或者少精症的男性，身体非常强壮，性生活也没有受到影响，也会产生射精，妻子就是一直没有怀上。对此，这位男士很疑惑。其实，这种情况是因为无法通过肉眼观察发现自身病症，从而产生"足够健康"的错觉。其实，这位男性一直没有让妻子怀上孕，肯定有其不健康的因素，只是他不知道而已。这种情况下，如果不通过治疗和辅助生育的话，自然条件下很难受孕。

　　从医学角度来说，鉴定是否能健康怀孕的评价标准，主要看生育能力。只要生育能力正常，就能孕育健康宝贝，这是屡见不鲜的。相反，如果生育能力不佳，其他身体素质再好，也可能无法顺利孕育。

　　今天，很多人处于"亚健康"的状况，而这种亚健康是一个长期的"沉默"的过程，凭感觉是极难发现的。更何况不孕不育的问题是看不见摸不着的，必须靠专业的检测才能得出结论。备孕夫妻应该尽早做生育能力的相关检测和评估，才能发现自身怀不上孕的原因。

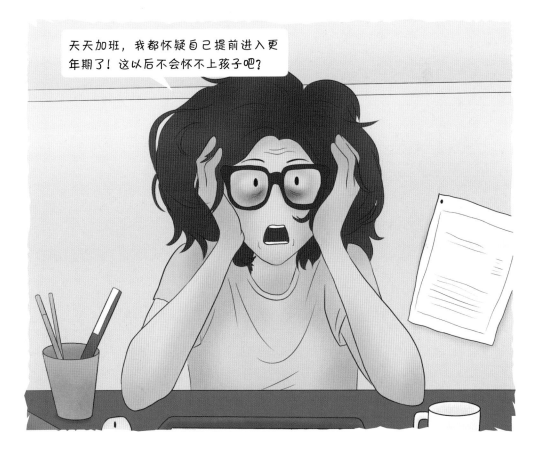

　　生育能力评估，主要是根据育龄夫妇的职业、病史、环境等特征，

对女性的排卵情况、输卵管和卵巢功能以及男性的精液质量等做综合系统性的评估，计算出自然受孕的概率。

在这里特别要说的一种疾病，这种病多出现在女性身上，它叫阴道炎。很多人认为阴道炎不会影响"怀孕"，但对于备孕期女性，应更多注意阴道炎对怀孕的影响，如果不知道，还是会受到影响的。

第一，**女性患有阴道炎会降低精子活性。**

女性患有阴道炎时，阴道分泌物会增多。分泌物产生的黏稠属性会让精子不易游走，因而影响精子通过宫颈进入宫腔。另外，阴道内分泌物中含有大量白细胞，白细胞会直接降低精子活性，减少精子数量，最终降低受孕概率。

如果女性患有滴虫性阴道炎，会出现白带增多、瘙痒以及阴道灼热的症状。此时，阴道会分泌大量脓性分泌物，分泌物中的大量白细胞会吞噬精子，使精子数量减少，活跃度降低，造成女性难以自然受孕。

细菌性阴道炎与滴虫性阴道炎类似，同样会破坏阴道内酸碱平衡，使阴道内充满炎症细胞吞噬精子。精子数量不足，女性自然受孕困难。

第二，**交叉感染。**

女性在患有阴道炎时与男性同房，会增加交叉感染的概率，诱发男性尿道炎、前列腺炎等。此类病症会直接影响精子的质量，最终降低受孕率，甚至有可能导致不孕不育。而女性在患有阴道炎后，若不及时进行治疗，则可能进一步感染导致宫颈炎、盆腔炎等其他妇科疾病，影响精卵结合，不利于受精卵着床，造成女性不孕。

第三，**孕后伤害。**

阴道炎不仅在孕前影响女性受孕，也可能对已怀孕的女性造成伤害。孕期阴道炎有可能导致羊水感染、早产、产后子宫内膜感染等问题。在女性自然分娩的过程中，阴道炎症还可能会感染新生儿口腔，造成新生儿感染鹅口疮。

女性患有阴道炎后，应及时到医院就诊，由专业的医生化验分泌物，明确致病菌后对症治疗，并在确认阴道炎治愈之后再怀孕。已经怀孕的女性也要注意个人卫生，均衡饮食，提高免疫力，避免阴道炎的发生。

所以，不要自我感觉良好，就认为可以怀孕，要从实际出发。

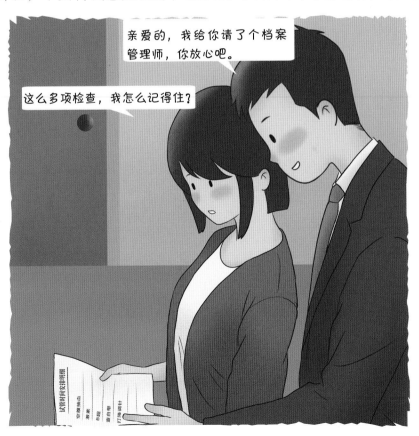

小知识大科普

阴道炎是导致女性阴道刺激和异常流液的病症。临床上常见的阴道炎有细菌性阴道炎（占患病女性22%～50%）、念珠菌性阴道炎（17%～39%）、滴虫性阴道炎（4%～35%）、老年性阴道炎和幼女性阴道炎。

由于女性生理构造，健康阴道对病原体侵入有自然防御功能，例如阴道口闭合，阴道前后壁紧贴，阴道酸碱度压制病原体繁殖等。正常情况下阴道内部都会存在需氧菌及厌氧菌，形成正常的阴道菌群。由于任何原因导致阴道的酸碱平衡遭受破坏，阴道与菌群之间的生态平衡被打破，都有可能形成条件致病菌，导致阴道炎症。

三、久备不孕，该如何怀孕？ >>>>>>>

无论社交媒体还是身边传言，或者是路边街旁不孕不育的广告，都会给人造成这样的压力感："不孕不育的人越来越多了。"事实的确如此，据数据统计，我国不孕症发病率目前已达到8%~10%，且逐年增加。

社会的高速发展，给人类提供了更为舒适便捷的生活，然而与此同时产生的环境污染，以及高压力和快节奏的工作与生活，大大提升了现代人不孕症的风险。一般而言，造成不孕症有以下4种原因。

第一，人流手术。

随着主流思想的发展变化，社会对于婚前性行为的包容与接纳程度不断开放，普通人首次发生性行为的年龄正逐步提前。相应地，缺乏保护的性行为导致计划外怀孕的现象也逐年增加，而由于人流手术导致女性盆腔内部感染的案例数量持续升高。缺乏保护的性行为也会直接增加性病以及盆腔感染的概率，最终导致不孕症。

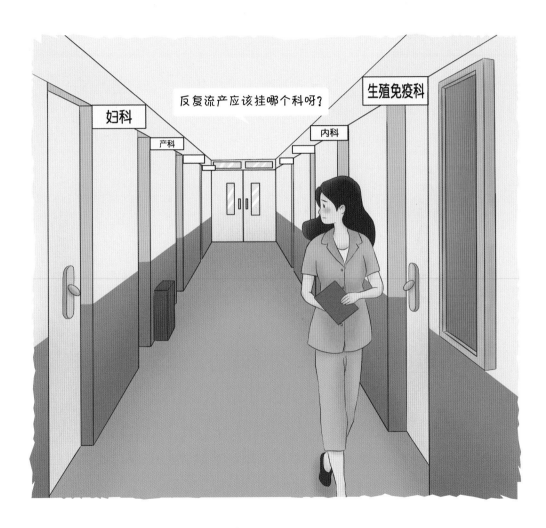

第二，生活压力以及生活习惯。

不断变化的宏观环境下，普通人需要保持高强度工作，适应社会发展要求。很多人在结束工作回到家时，已然处于精疲力竭的状态，伴随着工作压力的增加和个人生活方式的变化，人们的休息时间被进一步压缩，夫妻之间的互动和交流时间也相应减少，这间接影响了性生活的频率，进而降低了受孕的可能性。

无论选择加班，还是下班后的"报复性"娱乐，熬夜已然是现代年轻人群的新生活习惯，人的昼夜节律经常被打破。这种情况会不同程度造成女性月经失调以及排卵障碍，也会导致男性精子数量和质量的大幅下降。

除此之外，穿着紧身衣裤、办公久坐不动、抽烟酗酒等，也会造成现代人亚健康，导致生育能力下降。

第三，**环境污染**。

工业化造成的环境污染是不孕症增多的重要原因。水污染、空气污染、食品安全问题等，都会影响现代人的身心健康。这些原因都会降低精子与卵子的质量，影响人体内分泌，最终造成不孕现象增加。

第四，**肥胖**。

由于食品种类的丰富，高油、高糖食品成为人们减缓精神压力的手段，加之工作繁忙所形成的久坐、不运动等生活习惯，肥胖症的出现也越来越多。肥胖会导致排卵与生精能力下降，也会造成性欲降低，降低性生活频率。此外，为减肥而节食、吃减肥药等方式同样也会影响人体内分泌，进一步降低怀孕的可能性。

其他几个问题，大多数人都有意识去注意，但是对于肥胖问题，很多女性持有错误的看法。所以，在这里我们会花更多的笔墨去谈谈肥胖的问题。

有些准妈妈听说过"女人胖一点，才好生养"的说法，尽管听上去可能让人不舒服，但在其诞生之初，也有一定的道理。过去，我国社会经济发展程度不够，物质生活水平欠佳，大多数人勉强解决温饱问题，营养摄入不足导致体重偏瘦，此时所谓的"胖"很大程度上就是健康的标志。因此，偏胖的女性在怀孕、生产的时候会具有更多优势。不过，在现代的中国社会，生活条件已经得到了极大改善，"胖"已变成了困扰人们身体健康的负面因素，再一味坚持"胖了好生养"就没有科学依据了。过度肥胖，反而不利于生育。

女性肥胖还会直接影响备孕的效果，下面我们说一下肥胖是如何影响备孕的。

第一，**影响卵巢**。

女性过胖导致的脂肪堆积会挤压身体器官，尤其是女性卵巢，被过度的脂肪挤压之后可能导致变形，就不容易让卵子顺利地排出，因此女性的受孕概率就会比较低。

第二，**多囊卵巢综合征**。

女性过胖会导致患上多囊卵巢综合征的概率大大增加，多囊卵巢综合征会影响卵子发育，女性则不容易受孕。

第三，**内分泌紊乱**。

女性过胖会导致内分泌紊乱，月经也会随着紊乱而变得不规律，卵子难以排出、卵子发育不成熟等问题都容易出现。

第四，**激素失调**。

女性身体的肥胖还会导致部分激素失调，比如胰岛素分泌过多。

胰岛素会影响女性卵细胞的生长发育，导致卵子发育不成熟或不健康，不能正常与精子结合形成受精卵，所以会降低怀孕的概率。此外，还可能会导致雌激素水平降低，雄激素水平过高，激素紊乱影响受孕成功率。

第五，**其他不良影响。**

女性的肥胖不仅在备孕期间对卵细胞有影响，在孕育过程中和分娩过程都有一定的不良影响。例如，容易引发高血压、高血脂等疾病，不便于活动等。

肥胖体质对于男性来说，也同样会降低怀孕概率。例如，男性过胖，体内的体脂增加，会导致比较多的雄性激素转化成雌性激素，过于肥胖的男性体内的雌性激素会比普通男性高1倍以上，引起激素紊乱。肥胖男性的垂体促性腺激素的分泌会受到抑制，睾酮的分泌减少，可能会影响精子的生成和质量。

所以说，偏胖并不是更容易受孕，相反，肥胖甚至是过度肥胖，则会引起身体的多种功能问题，反而更不容易怀孕。对于女性来说，体重指数（BMI）保持在20~24是最合适的，处于标准体重的女性身体机能更活跃，负担小，更容易孕育出优质的胚胎。

总之，肥胖对于女性和男性来说，都不是容易怀孕的体质，夫妻双方如果有备孕需求，需要养成健康的生活习惯，增强运动锻炼。对于过胖的人来说，需要在医生的指导下采取合理的方式，减轻体重，规律生活，避免熬夜。备孕期的女性通过适当减肥可以调整月经周期，提高排出健康卵子的可能性，同时减少孕期并发症发生的可能性，降低分娩难度。

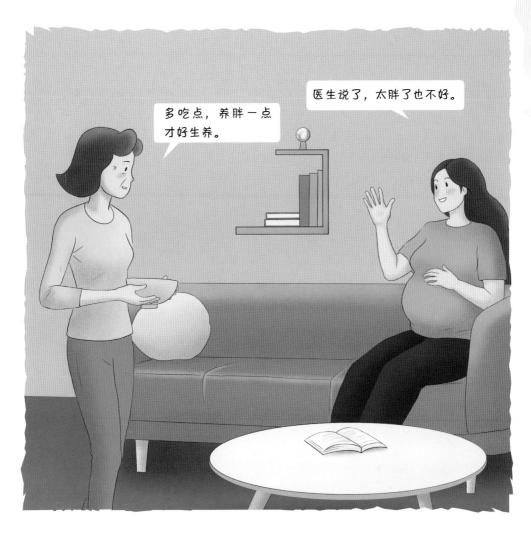

肥胖，除了影响备孕，孕期也会受到影响。这方面的影响当然是以女性为主。

当体重指数超标时，会极大地增加糖尿病、高血压、高血脂的发病概率，同时引发心脑血管方面的疾病，对于孕妇影响极大，其中主要问题如下：

第一，**妊娠糖尿病**。

肥胖可引起妊娠后母体代谢异常，导致孕妇妊娠糖尿病。对于孕妇来说，妊娠糖尿病易造成孕产妇感染、羊水过多、高血压等问题。虽然大多数孕产妇糖代谢异常能在产后恢复，但仍有相当多比例的人会发展成 2 型糖尿病，且再次妊娠时的复发率极高。这类问题同样能引起胎儿高血糖、胰岛素分泌过多、巨大儿、新生儿低血糖等并发症，孩子出生成长后发生糖尿病、肥胖等代谢综合征的概率也会增加。

第二，**妊娠高血压**。

孕妇体型较胖、体脂率过高，可能引发妊娠高血压。该病危害较大，是妊娠期妇女所独有且危险的一种病症。常见的症状有高血压、水肿、蛋白尿、心肾功能衰竭等，严重则可能造成母子死亡的后果。

即便没有如此严重，过度肥胖的孕妇先兆流产的概率也会有所增加。肥胖会导致孕妇体内激素水平紊乱，出现黄体功能不全问题，导致性激素水平下降，对胎儿的生长发育造成一定影响。

但是，在备孕期间减肥也要注意，要讲究合理减肥，还要配合其他手段健康备孕。

第一，**避免错误的减肥方式**。

备孕减肥期间，女性不应通过吃减肥药进行减肥，当然，医生在任何时候都不会建议你如此减肥。备孕期需要稳定的内分泌，而减肥药通常会导致内分泌异常，月经失调，从而严重影响怀孕。

第二，**补充叶酸**。

备孕期女性应当从孕前 3 个月至整个孕期每日补充 0.4mg 叶酸。

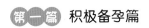

叶酸能有效预防孕妇贫血、胎盘早剥和妊娠期高血压综合征等问题。

第三，**营养均衡。**

女性备孕期间需要保持营养均衡。胎儿的生长过程需要充足的养分。因此，备孕期女性即便需要减肥，也不可采用节食减肥法。备孕妈妈还应更注意平衡膳食营养，多吃高蛋白食物，多吃新鲜蔬菜，适当摄入水果。

第四，**适当运动。**

与非备孕期女性相似，适量的运动永远是减肥的好帮手。备孕期的女性可以考虑中低强度的运动，比较容易坚持，养成良好的运动习惯，即使怀孕也更加容易坚持运动。

第五，**戒烟酒。**

备孕期间夫妻需要戒烟酒，避免影响胎儿健康。如有必要，备孕夫妻还应采用一些调养方式（例如中药调理），帮助调理月经以及排卵。

小知识大科普

女性追求美无止境，即使已经是大众瞩目的美女，也会时常将"减肥"挂在嘴边。但并非所有的"胖"都会影响怀孕。

为了辨别自己是否真的需要减肥，备孕妈妈可以采用 BMI 作为参考标准进行自测。BMI 是指利用身高和体重来衡量人体胖瘦程度以及是否健康的一个标准，其计算公式为体重除以身高的平方（体重单位为 kg，身高单位为 m）。通常情况下，BMI 以 22 为基准。若备孕女性 BMI 结果介于 18.5~24，则为标准体重，不需减肥。若备孕女性 BMI 低于 18.5，则被认为体重过轻，需要增加营养。若备孕女性 BMI 大于 24，则被认为是过重；若超过 27，则需要格外注意，这个区间的女性会被认为是医学意义上的肥胖。如果属于这类肥胖，女性就应适当减肥以帮助身体更为健康地怀孕。

有研究表明，当女性体重属于超重或者肥胖时，只要减轻 10%~20% 的体重就会有助于调整其月经周期，增加排卵的可能性。因此，普通人大幅度地降低体重其实对怀孕无益处，反而会降低人体免疫力，增加患其他病的可能。

四、做生育力评估检查很重要 >>>>>>>

很多年轻夫妻认为，自己正当青壮年，身体健康，精力充沛，怀孕生育肯定是件很简单的事。不需要做什么准备，只要简单备孕，就一定能孕育出健康的宝宝。不过，怀孕并非如此简单。之所以产生误解，是因为很多人对生育力存在以下误区。

第一，生育力可以持续到绝经。

女性在绝经前 10~15 年的时候，其生育能力就呈现逐步下降的趋势。我们偶尔也会看到高龄产妇生育子女的消息，但正因为这样的事情相当少见，才会被当作新闻对待。事实上，普通女性 45 岁之后就极少有妊娠的概率。

第二，**性生活正常就有生育力。**

性生活正常不代表生育力正常。即便是精力旺盛的年轻人，也会出现卵子、精子质量差的情况，排卵稀发、空卵泡或者精子畸形率高、存活率低等问题，都会影响受孕。随着年龄的增长，精子与卵子的质量会每况愈下。

第三，**年轻就不愁生育力。**

根据临床数据表明，35 周岁以下是最佳的生育年龄。超过 35 周岁备孕半年以上没有自然受孕的夫妻，就应考虑做必要的生育力检查。但这并非绝对，同样存在个体差异，20 多岁的年轻人出现卵巢功能衰退、精子质量差而导致生育力下降，也并非不可能。

备孕夫妻只有在完成正规的生育力评估之后，才能对自己何时容易受孕的情况形成详细、准确的规划。如果评估得出的结果是生育能力完好，那么就能放心去自然受孕。此外，医生还会根据生育力评估的各项个体数据，指导育龄夫妇科学选择最佳的受孕时间段，并据此进行孕前指导与保健。如果评估的结果不理想，就需要对症进行治疗，包括药物治疗、手术治疗等方式，或者进行人工生育干预。

生育力评估还具备"隐藏"好处，即对遗传代谢等疾病做早期的诊断治疗，避免婴儿出现不可逆的遗传疾病。

1. 生育力评估检查和孕前检查有什么区别？

很多人把"生育力评估检查"跟"孕前检查"这两个概念搞混。其实，两者存在本质上的区别。

孕前检查是指夫妇双方计划怀孕前进行的一次身体全面检查。孕前检查的内容包括体格检查、妇科生殖器检查、慢性疾病检查等，通过孕前医学检查和优生优育指导，可以使夫妻双方了解孕前自身的健康状况，查找相关的高危因素，并对影响优生优育的因素进行孕前干预，减少流产、胎儿畸形和妊娠期并发症等的发生，对降低出生缺陷率和孕产妇死亡率，提高人口素质，有着十分重要的意义。

而生育力评估主要是对有生育需求的育龄夫妇的病史、职业、饮食、居住环境、女性的排卵情况、输卵管功能及卵巢功能和男性精液情况等进行多项系统的医学评估。根据医学评估后得出数据，以明确其生育力情况、自然生育的可能性、生一个健康宝宝的概率。

孕前检查是每对备孕夫妻必做的项目，而生育力评估则并不要求每对备孕夫妻都必须进行，一些超过35岁的高龄备孕家庭、有生育史的二胎备孕家庭、曾经有流产史的家庭还有备孕半年以上没怀孕的家庭，建议可以做一下生育力评估，并且有针对性地进行调理，以提高怀孕概率。

2. 生育力评估要做哪些检查?

"生育力评估"这一词，可能会对被评估者造成心理压力，认为需要做一系列烦琐的检查，甚至会有害羞、恐惧的情绪。实际上，生育力评估检查具有很强的针对性，整体非常科学、人性。尽管不同医疗机构推出的生育力评估套餐检查项目不尽相同，但其中主要项目必然会涵盖以下内容。

第一，**对男性的评估。**

对于男性的生育力评估，主要有常规检查、内分泌、精浆、微生物及遗传学检查，检查的目的在于鉴别有无器质性、功能性的病变。

（1）常规检查。主要对阴茎、睾丸、精道、精液质量等进行常规体测检查，借此初步判断男性是否具备生育的能力。在日常检查中，如果是夫妻双方因久怀不孕去寻求生育力评估的，医生一般会建议先对男性做生育力常规检查，排除男性生育障碍的可能性后，再进一步做男性生育力评估的其他项目和女性生育力评估。

（2）内分泌检查。内分泌功能对生育至关重要，该项检查是通过测定体内的睾酮、催乳素、促性腺激素、抑制素 B 等主要激素的水平，评估内分泌功能是否存在失调情况而导致不孕不育。

（3）精浆检查。男性生育力评估检查的核心项目之一。精浆由前列腺液、精囊腺液、尿道球腺液及尿道旁腺液等集中男性附属腺分泌物所组成，能够起到运送精子和为精子提供能量、营养的作用。通过精浆生化检查，能够测定附睾、前列腺等附属腺的功能水平。

（4）微生物检查。男性泌尿生殖系统的病菌感染是引起男性不育的常见病因，引起感染的病菌包括但不限于淋球菌、状瘤病毒、螺旋体、腺原体等。

（5）遗传学检查。对相关染色体和基因是否存在变异进行检查，辨别不育是否是遗传性因素以及染色体的突发变异造成的。该项检查也能判断遗传因素对胎儿的影响，以便更好地指导生育。

第二，对女性的评估。

女性的生育力评估检查包括一些常规项目，如尿常规、血常规、白带常规（判断有无滴虫、霉菌、病菌感染），也包括内分泌检查、遗传学检查等。针对女性生育力评估的独有项目包括妇科超声和输卵管造影。

（1）妇科超声。通过超声检查可以看到子宫及双侧附件的情况，

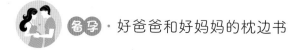

直观判断有无器质性的病变，是否存在卵巢囊肿、子宫内膜息肉、子宫肌瘤等影响女性生育的病症。超声检查同时也能检测到妇女有无排卵。

（2）输卵管造影。造成女性不孕的重要原因是输卵管不畅通，因此输卵管造影就成了女性生育力检查必不可少的项目，为下一步的诊断和治疗提供了充分依据。

小知识大科普

在进行男女生育力评估检查之前，要保持充分的休息和良好的心态。此外还应具体做好如下准备：

男性精子质量检查之前的 48 小时内避免性生活；

在月经结束后的第 3~7 天进行输卵管造影检查，检查前也要避免性生活和阴道塞药，有妇科炎症的应当先治疗完毕；

月经的第 2~5 天检查激素水平比较准确。

3. 随着年龄的增长，对生育能力有哪些影响？

"现在还年轻，事业还刚起步，再等几年，等事业有成、经济条件好，再怀孕生产。"

"对，这样既不耽误怀孕，也能为孩子创造好的生活环境！"

热爱事业的夫妻，经常有这样的对话。尽管愿望是美好的，但自然规律并非如人所愿，事与愿违的事情经常发生。在怀孕方面，时间不等人，身体条件也不等人，尤其是女性，年龄增长后，怀孕的难度越来越大，妊娠并发症的风险也随之增加。

理论上，从月经初潮来临之后到闭经前，女性都具备生育的能力，但这种能力并非始终持续。卵巢的功能会随着年龄的增长而呈现逐步下降趋势，这种趋势在35岁以后尤为明显。这是因为窦卵泡的数量、排卵的次数与年龄呈现负相关的关系。同时，年龄越大，女性身体的各项机能也越来越差，染色体畸形的概率随之增加，胎停、生化妊娠的概率也会变大。

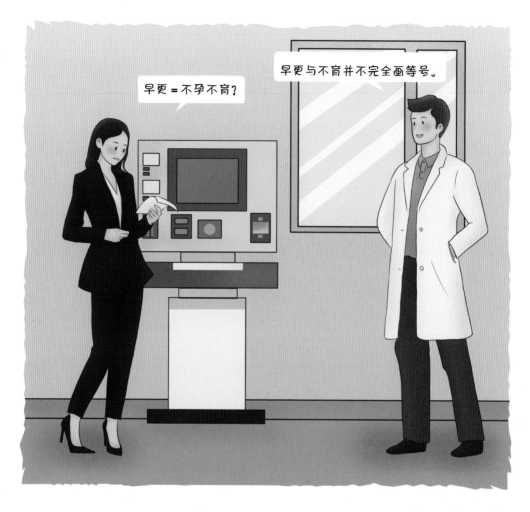

如果给女性设定"生育能力时钟"，25岁就是最佳生育的时间点。在22岁到28岁的时候，生育能力会达到巅峰。到30岁以后生育能力下降，35岁以后会急剧下降。据不完全数据统计表明，43岁以上不孕女性的百分比达到90%以上。

除了对生育能力的影响外，年龄增长对女性怀孕、分娩及宝宝健康，都会产生负面影响。

第一，对女性怀孕。

多项关于年龄对女性生育影响的权威数据表明，29 岁以下女性孕前患病的概率为 5% 左右，而 35 岁以上女性患病的概率则增长到 12%。年龄较大的女性，罹患子宫肌瘤等妇科病以及糖尿病、高血压等其他病症的概率比年轻女性要大，这些疾病都影响女性的怀孕和生育。

此外，年龄增长还会增加女性孕期高血压、妊娠糖尿病、孕晚期出血等妊娠并发症的发病概率。

第二，对女性分娩。

女性年龄越大，在分娩时接受医疗干预的可能性也就越大。剖宫产、硬膜外麻醉、产钳、胎头吸引等助产手段在 35 岁以上"高龄产妇"中的应用普遍要高，发生胎儿窘迫等情况的可能性也要高，由此增加风险。

第三，对胎儿。

一般情况下，胎儿因染色体异常引发疾病的概率很低，但随着准妈妈年龄的增长，其概率会随之增加。医院通常会对高龄产妇做产前血清筛查等检查，以确定胎儿患病的概率，并做出特殊护理。

与年轻的准妈妈相比，高龄待产妇女胎停以及妊娠末期胎死宫内的概率要更高，胎儿发生危险的可能性也要高，这些都需要引起高龄产妇的特别注意。

所以，综上所述，做生育力评估检查是完全有必要的。

小知识大科普

对于现代女性来说，独立自主是鲜明的人生追求标签，怀孕生子也不再是她们人生唯一甚至主要的目标。此外，随着生活水平和医疗技术的发展，年龄同样不再成为限制生育的绝对条件。因此，即便是在35周岁以上怀孕，"高龄"准妈妈们也不必过度焦虑，更不要假设自己必然会遇到妊娠障碍。保持好的心态，相信医生的专业建议，就能顺利产下健康的宝宝。

五、排卵监测是怎么做的？ >>>>>>>

卵子是受孕的基础，对生育至关重要。精子与卵子结合形成受孕卵，而后着床发育成胎儿。一般情况下，女性会在月经的两个礼拜后排卵，在此前后的时间称为排卵期。排卵期同房，能大大提高受孕的概率。因此，监测排卵对提高受孕的成功率很有帮助。

监测排卵可以借助医院的力量，使用阴道B超技术，也可以通过其他指征在家自行监测。

监测排卵有以下几种方法：

第一，B超监测法。

女性可以大致估算后，在月经周期的第8~10天时，到医院进行排卵监测。采用阴道B超监测排卵是最直观的，它可以明确卵巢内有几个卵泡在发育、发育的大小情况、是否已经成熟接近排卵等。当然，阴道B超技术虽先进，但也有弊端，即无法监测卵子会不会一定排出。

第二，时间预测法。

月经期、排卵期正常的女性，会在下次月经开始前的 12~16 天排卵（平均时间是 14 天）。监测排卵应从下次月经到来时间大致向前推算 14 天，此时的受孕概率会比较高。这种方法比较简单易行，但准确率不高，必须通过多次监测才能提高受孕概率。

第三，试纸测试法。

人体的黄体生成激素会随着尿液排出，在遇到试纸之后会呈现颜色反应，可以借此来判断排卵情况。在排卵前的 24~48 小时，黄体生成激素会达到高峰，之后会逐渐减弱，试纸颜色也会由强转弱。当观测到试纸颜色明显变弱时，就代表卵子会在 24 小时内排出。月经来潮的第 10 天，即可安排试纸检测，频率为每天 1 次。如果发现试纸颜色逐渐加深，可以增加测试频率，最好以检测到颜色最深（强阳）时刻为准。

第四，宫颈黏液法。

宫颈黏液是子宫颈管内的细胞分泌物，当排卵期接近的时候，女性体内的雌激素和孕激素会发生变化，宫颈黏液分泌的量和性状也会发生变化。如果观测到黏液分泌量增加，性状清澈透明，弹性好，拉丝长的时候，说明排卵期很可能接近了。

部分女性进行不孕检测时，发现卵泡生长异常，而这很可能就是其不孕的原因。所谓卵泡生长异常，是指女性卵泡生长较慢或者无卵泡。卵泡发育异常，会导致女性不能排卵或者排出卵子质量不佳，最终直接影响女性正常怀孕，即使怀孕也容易发生胎停或者流产。

卵泡成熟障碍通常由卵巢功能异常导致，凡是可能影响卵巢功能的因素均会导致卵泡成熟障碍。目前，已知可能影响卵泡成熟的因素如下。

年龄因素

女性生育能力会伴随年龄的增长而下降，通常情况下，女性在36岁后则卵功能急速下降。当然，36岁并非铁律，个人卵巢功能下降的年龄节点会有所不同，有些人20岁出头卵巢功能就急速下降，而有些人则到40岁以上后仍旧可以产出优质的卵子。因此，女性不必对育龄有焦虑，而单纯依靠年龄来评估卵子质量则是非常武断的。

环境因素

不良生活习惯以及不健康的生活环境同样导致女性卵巢功能异常，例如酗酒、抽烟、未经保护的性行为以及药物滥用等不良生活习惯，都会对卵巢功能造成伤害。另外，长期处于甲醛超标、霉菌超标等有毒环境，不仅对身体有害，也会对卵巢造成伤害。

疾病因素

部分先天或者后天疾病会对卵巢功能造成损伤，例如卵巢内肿瘤、巧克力囊肿等。

手术因素

少数女性在进行过卵巢相关手术后（例如输卵管切除手术）也会出现卵巢功能的减退，进而影响卵泡成熟。

目前，卵泡成熟障碍在不孕症病因中占比在25%~35%。临床对卵泡成熟异常的治疗，主要以药物促排为主。对于无排卵的患者，则需要找准无法排卵的原因，针对原因进行差异化治疗。

小知识大科普

许多人对卵子和卵泡分不清。其实，卵子和卵泡是不同的东西，不可混为一谈。每个月经周期，女性都会产出一个卵原细胞，卵原细胞与周围卵泡细胞相结合成为卵泡，待卵泡成熟后则释放出卵细胞。实际上，所有哺乳类动物在未出生时，体内就存在未成熟的卵子，卵子的数目固定，不会随着生物体的成熟而增加数量。

卵子的形成以子宫内膜的脱落为始，受到卵巢内部周期性的内分泌变化而变化。内膜脱落后，卵巢中的卵泡开始发育并分泌雌激素，子宫内膜会在雌激素的影响下开始增厚并进入增生期。

月经周期的中期，即月经前14天内，卵巢中的卵泡开始排卵并形成黄体，黄体分泌雌激素和孕激素并作用于子宫内膜。此时，子宫内膜正处于分泌期，子宫内膜变厚，血管充血，腺体扩张并分泌营养物质。如果排出的卵子没有受精，黄体就会退化，分泌的雌激素和孕激素减少。当子宫内膜得不到雌激素和孕激素的支持，就会发生萎缩而破裂出血，最终脱落，形成月经。这种变化周而复始，直到女性怀孕或者绝经。

了解月经期间周期的变化，女性能更好地针对周期特点进行备孕。需要注意的是，仅仅用月经周期来备孕是远远不够的，女性还可以针对该周期特点，积极采用避孕套或者长期避孕类药物备孕，避免因计划外怀孕而被迫进行流产类项目。

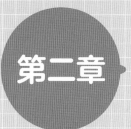

第二章 如何做到安全又有效地避孕

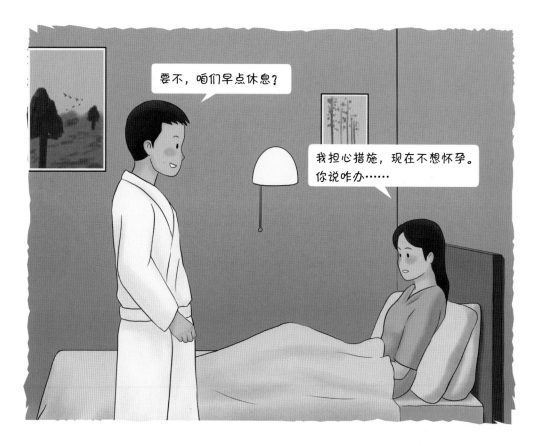

　　避孕是指避免性生活导致女性受孕的措施和行为。为了达到节育或优育的目的，需要进行避孕。

　　通常而言，备孕和避孕如同硬币的两面。夫妻只有准确避孕，才能按正确步骤完成备孕，最后健康怀孕。为此，必须做到安全而有效的避孕。

一、短效避孕药和紧急避孕药的区别 >>>>>>>

短效避孕药和紧急避孕药都是避孕药，但两者有不同，具体区别如下。

第一，**药物成分不同。**

短效避孕药的成分是雌激素和孕酮，紧急避孕药成分是高效孕酮。短效避孕药孕酮含量较紧急避孕药低。

第二，**周期不同。**

短效避孕药一般服用周期为 21 天连续服用。紧急避孕药在同房后 72 小时内服用 1 次。

第三，**避孕成功率不同。**

短效避孕药的成功率在 80% 左右，遵医嘱使用成功率可以达到 100%。紧急避孕药相对没有保障，服用越及时成功率越高。

第四，**用药副作用不同。**

两者都会对身体有副作用，但短效避孕药副作用较紧急避孕药低。紧急避孕药 1 年内服用最好不超过 2 次。

小知识大科普

紧急避孕药是一种紧急避孕措施，主要有两类，一是含醋酸乌利司他，二是含左炔诺孕酮。目前，我国市面上常见的紧急避孕药是左炔诺孕酮。紧急避孕药需要在无保护性交行为发生后 72 小时内服药，最好在 12

小时内服用，如果超过 36 小时，其避孕效果会大大减弱。

口服紧急避孕药只能作为紧急避孕手段，不能作为常规的避孕措施。

二、节育环的避孕原理 >>>>>>>>

节育环是一种常见的节育避孕器械，放置于子宫腔内，因其早期多是环状结构，故被称为节育环。节育环可以用塑料、橡胶、硅胶、金属等多种材质制成。

众所周知，想避孕只有 3 种可能：阻止精子或者卵子的产生，阻止精子与卵子的结合，或者让受精卵无法着床。节育环的避孕原理就采用了最后一种。

第一，前列腺素的刺激作用。

节育环长期放置在子宫腔内，不断刺激子宫内膜产生前列腺素，从而加速子宫收缩和输卵管的蠕动，导致那些分裂尚不成熟的受精卵被提前送到子宫腔，自然也就无法着床发育。

此外，前列腺素还通过加强雌激素作用和抑制子宫内膜的脱膜作用，影响受精卵着床。

第二，节育环的干扰作用。

节育环不断刮擦子宫壁，会导致子宫形成无菌性炎症，让胚胎无法在子宫内着床受孕。同时节育环还干扰了子宫内膜的正常生理周期变化，让受精卵着床的困难增加。一些带避孕药物作用（如左炔诺孕酮）的宫内节育器也能改变子宫的黏液性质，影响排卵和精子的输送、穿透。

第三，铜离子的负面作用。

材质中含铜的节育环，能释放铜离子，从而加重子宫的无菌性炎症反应，还能直接杀死精子和受精卵。与此同时，铜离子可以改变子宫的生化环境，干扰酶活性系统，影响精子的活性、受精卵的着床。

目前，市场上的一些节育环带有高效孕激素的药物作用。高效孕激素能改变雌性激素的生物作用力，促使子宫内膜变薄从而影响受精卵的着床。

根据当前医学研究，未生育的女性也能使用避孕环。避孕环是作为避孕工具放置在女性子宫内的，无论生育与否，女性子宫的结构都一样。女性子宫通常前后稍扁，呈倒置的梨形，长7~9cm，最宽径约4cm，厚2~3cm。生育过的女性子宫因为孩子的胎盘，羊水以及孩子的发育影响在妊娠后会变得大一些，其结构上并未发生改变。

不过，未生育女性上环，会增加患妇科炎症以及阴道不规则出血的概率，同时容易引起宫腔内感染，也容易出现宫颈炎、盆腔炎以及输卵管粘连等并发症。一般情况下，专业医生还是会建议她们尽量采用其他避孕方式来进行避孕，减少对于子宫的不良刺激。

对确实有必要上环的未生育女性，应尽量去正规医院操作。上环后，应注意充分休息，在1周内避免从事体力劳动，尤其严禁性行为，这样才能减少对子宫的刺激。上环完成后，需定期完成妇科检查，避免出现子宫感染或者避孕环脱落的情况。

对绝大多数女性来说，节育环并不会带来明显的身体伤害。但某些特殊情况或女性患有某些症状时，则不适宜放置节育环。

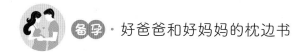

第一，**已经妊娠或者疑似妊娠。**

此时，受精卵已经成功着床发育，放置节育环会改变子宫内环境，可能导致胚胎发育畸形，或者给妊娠女性带来不可预估的伤害。

第二，**患有疾病。**

女性患有阴道炎、子宫内膜炎、盆腔炎等炎症等疾病，或者患有各种严重急慢性疾病等，例如女性对铜过敏，则不宜放置含铜节育环。此外，月经异常（近3个月月经频发、出血过多或者不规则）的女性，要在专业医师指导下经过详细评估，才能放置节育环。

小知识大科普

节育环从20世纪20年代面世并逐渐普及。从现有的数据统计来看，节育环的避孕效果突出，能达到98%以上的避孕效果。节育环的使用成本低、使用方法简便、使用周期长（8~10年），已成为应用较普遍的避孕手段。节育环取用方便，不但避孕效果突出，而且在女性希望怀孕时，只需取下节育环即可正常受孕。

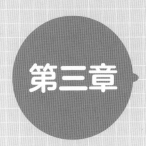

第三章 ▶ 自然流产与异位妊娠

自然流产是指在妊娠 28 周之前，由于自然因素而导致在胚胎或胎儿具有生存能力之前终止妊娠。自然流产往往会是准爸妈的噩梦，意味着身心的损耗。为此，我们必须正确了解自然流产以学会预防、避免和应对的方法。

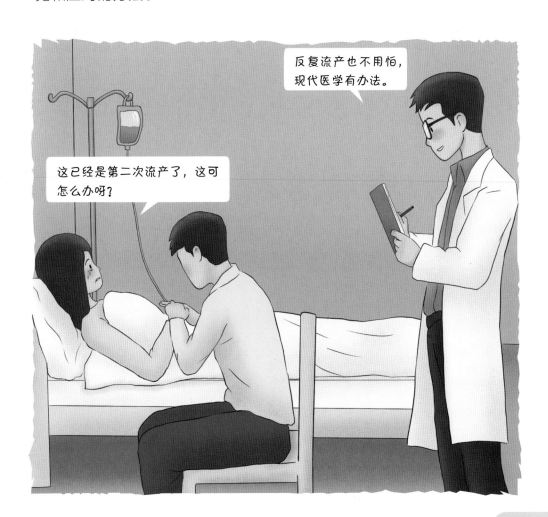

❤ 一、什么是自然流产？ >>>>>>>

胚胎或胎儿尚未具有生存能力而妊娠终止者，称为流产。不同国家和地区对流产妊娠周数有不同的定义，我国仍将妊娠未达到 28 周、胎儿体重不足 1000g 而终止者，称为流产。发生在妊娠 12 周前者，称为早期流产，而发生在妊娠 12~28 周，称为晚期流产。流产分为自然流产和人工流产，因非医源性因素导致胚胎或胎儿具有生存能力以前终止妊娠，称为自然流产。

妊娠 28 周前先出现少量阴道流血，常为暗红色或血性白带，无妊娠物排出，随后出现阵发性下腹痛或腰痛。妇科检查宫颈口未开，胎膜未破，子宫大小与停经周数相符。经休息及治疗后症状消失，可继续妊娠；若阴道流血量增多或下腹痛加剧，可发展为流产。

流产会为女性带来各类内分泌紊乱和妇科炎症的困扰，反复流产则会加大女性宫外孕或习惯性流产的风险，更甚者会因此终身不孕。因此，女性在流产后应避免再次流产。

第一，足够的恢复时间。

流产使女性的身体受到了严重的伤害，女性要给予身体足够的恢复时间，尤其对子宫内膜创伤的恢复需要半年以上的时间。女性在此期间要保持良好的生活习惯、规律的作息、均衡的营养搭配、愉悦的精神状态，切忌进食生冷、刺激的食物，避免进行重体力劳动和高强度工作。

第二，**解决根源问题。**

女性流产可能是主观意愿的选择，也可能是无奈地接受。造成自然流产的因素有很多种，例如染色体异常、胚胎发育不良、女性生殖系统疾病、免疫功能异常、外部环境影响等。胎儿的健康发育与夫妻双方的身体状况息息相关，夫妻双方要向医生了解此次流产的根源所在，配合医生进行针对性的治疗，杜绝相同因素造成再次流产的隐患。同时，女性的不良嗜好也是造成流产的主要因素，女性要为此改正抽烟、喝酒、熬夜等不良习惯。

第三，**完善的应对措施。**

夫妻双方完善的孕前检查、必要的营养补充、健康的生活习惯，能够有效杜绝再次流产。女性在备孕期及孕期，切记不可乱服药物，需要咨询专业医生科学用药。

小知识大科普

女性怀孕时基础体温会升高，温度在36.9~37.2℃，时间从孕早期持续到13周左右的孕中期，这主要是由于女性怀孕后卵巢分泌的孕激素增加所致。女性可以观察每日体温变化来检测孕期胎儿发育状况。当然，需排除因其他因素导致的基础体温升高。

女性若检测基础体温出现忽高忽低或者是变低不再升高的现象，则可能是黄体功能不足或其他原因造成胎儿发育不良，可以判断为有流产的风险。尤其是有过流产经历的女性，更需高度重视，及时到医院进行相关的检查和治疗，采取相应的补救措施。

二、什么是复发性流产？ >>>>>>>>

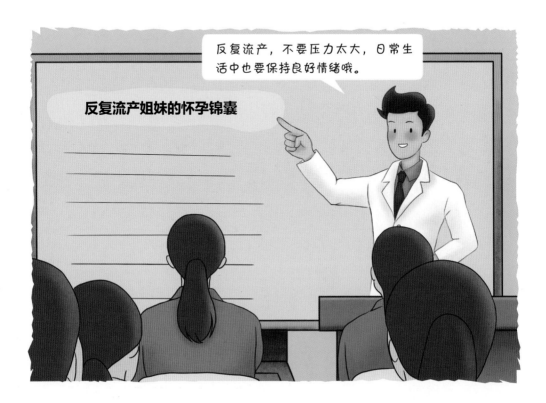

反复流产，又被称为习惯性流产，是指怀孕女性连续出现2次（含2次）以上的自然流产或者生化妊娠的现象。其中，生化妊娠，是指精子虽与卵子结合成受精卵但并未在子宫着床。

无论是自然受孕还是借助试管婴儿助孕的女性，如果连续发生下列5种情况，2次以上的，可以判定为反复流产：

第一，**生化流产**。

生化流产是指精子与卵子在输卵管结合之后，没有达到宫腔，或者达到宫腔没有着床就流产。

导致生化流产的因素有很多，包括遗传因素、胚胎因素和环境因素等。生化流产在临床上没有特别明显的症状，一般表现为不规则流血和腹部疼痛。

第二，空孕囊。

B超检查发现"空孕囊"。"空孕囊"是指虽然有囊性回声，但没有发现胎芽、胎心，或者发现胎芽但没有发现胎心。空孕囊实质上是一种胎停，绝大多数空孕囊会导致自然流产。遗传因素、免疫性因素、内分泌因素等都可能导致空孕囊的发生。

第三，胎儿停育。

胚胎发育是一个持续的、漫长的过程，在妊娠早期（一般是12周内）由于各种原因（原因是复杂的，包括母体因素、父体因素、环境因素等）导致胎儿停止发育死亡的，称为"胎停"，是妇科比较常见的流产症状。有些胎停患者表现为怀孕反应消失，阴道少量流血，有些患者则可能没有临床表现，只在超声检查时发现。

第四，胎儿完全流出宫颈。

孕早期的胎儿流出宫颈口，此时要考虑流产或不完全流产的可能性。根据B超检查下妊娠组织的发育情况，以及腹痛、阴道流血症状的程度，做不同的流产处理。

第五，中晚孕期的自然流产。

妊娠12周以后发生的流产，是中晚孕期流产。子宫病变、病毒感染、母体与胎儿的血型不合，会引发中晚孕期流产。母亲患有慢性疾病如严重贫血、心力衰竭的，会导致胎儿供血不足引起流产。腹部受

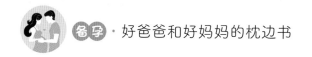

到严重外力撞击引发宫缩，也能导致流产。

中晚孕期流产对孕妇的身体伤害很大，尤其是孕晚期流产的，会产生分娩般的疼痛，大量出血，直至将胎盘、胎膜等排出体外。

小知识大科普

生化流产不需要特殊的治疗，一般注意阴部卫生清洁，多卧床休息、补充营养即可很快恢复身体。但其他方式的流产（包括人工流产）对子宫内膜的伤害比较大，子宫内有残留物的还需要进行清宫手术，对于后续的怀孕也会产生不利影响。

三、流产后应该怎么做？ >>>>>>>

万一发生自然流产，孕妇及家属应重视复查。在最佳检查时期内到医院排查，切勿超出合理检查时限，导致潜在风险加大。

流产后的最佳检查时期在流产后 10 天左右。流产后孕妇体内仍残留部分血块、组织，子宫膜也会开始脱落更新，如不及时清理体内残留物会导致孕妇内器官与残留物黏附，由此造成的二次清宫对人体伤害较大。实际上，10 天时间足够孕妇排出所有残留物。

如孕妇确诊为流产的，无论是自然流产还是人工流产，都必须及时到正规医院进行复查，仔细检查宫颈是否存在残留组织、子宫膜是否正常、孕囊是否完全排出等。

除了偶发性流产，有部分孕妈妈还有可能遇到习惯性流产的情况。习惯性流产又被称为复发性流产。国际医学上一般将习惯性流产定义为"在妊娠 28 周之前，发生连续 3 次或 3 次以上的自然流产"。在我国的临床诊断中，将连续 2 次或者 2 次以上的自然流产也诊断为习惯性流产，目的是及早采取措施防止再一次的妊娠失败。

按照习惯性流产发生的时间可分为早期习惯性流产和晚期习惯性流产。妊娠 12 周以前流产的可定义为早期习惯性流产，妊娠 12~28 周之间流产的是晚期习惯性流产。早期习惯性流产的发生率较高，约占整个习惯性流产病患的 80%。

习惯性流产的原因十分复杂，使得其治疗也成为一大难题。

总体来说，导致习惯性流产（临床症状表现为反复妊娠丢失）有六大原因：遗传因素（染色体异常）、免疫系统功能异常、内分泌系统异常、子宫解剖结构异常、血栓前状态、感染因素。

针对上述原因，常用的医学检查手段有以下几种。

第一，**染色体检查**。

对于习惯性流产患者以及其伴侣均展开染色体异样的排查，或者将早期妊娠女性排出的绒毛（早期胚胎组织）进行染色体核型检查。

第二，**免疫学检查**。

由生殖免疫科对相关的免疫学指标进行检查。

第三，**激素检查**。

通过抽血即可完成黄体生成素、雌激素、孕激素、尿促卵泡素等激素水平的测定，从而判定受检者是否存在内分泌缺陷。

第四，**子宫机能检查**。

通过宫腔镜可以直接观察子宫内情形，确定是否存在宫腔粘连、子宫纵隔等畸形情况及类型，并辅助开展相关手术。腹腔镜的运用，可以直视子宫外部形态，开展相关的诊断、治疗。

第五，**抗凝血检查**。

一是实验室检查，内容包括纤溶系统、凝血系统、血小板、血管壁检测等；二是影像学检查，通过血管超声诊断是否存在静脉血液流动缓慢、血管淤积等。

第六，**病理学检查**。

由医院病理科室对排出的组织进行切片病理检查。

此外，超声检查也是最为常用的一种检查方式，可以明确妊娠囊位置、形态，是否具有胎心搏动确定胚胎的存活状态，为习惯性流产的预防与治疗提供直接的依据。

通过医学检查手段，确定了习惯性流产的病因，则可以在医生的专业干预下，进行相应的对症治疗。在得到了很好的治疗之后，自身没有相关生育问题的夫妻，在自然怀孕的状态下进行保胎治疗即可。习惯性流产又合并不孕难题的，应当双管齐下进行治疗，一方面是通过人工助孕的方式解决不孕问题；另一方面则要通过保胎的方式确保胚胎成功着床，避免发生流产现象。

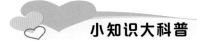

小知识大科普

人们都知道孕妇生育后需要"坐月子"补充体力和营养，流产后的身体非常虚弱，同样也需要"坐月子"修养。

流产后的1个月内，孕妇应避免"动、冷、性"，即减少运动与大幅劳作，尽量卧床休息，避免体力不支过度劳累。禁止碰冷水、吹冷风、食用冰凉食物，减少沐浴次数避免着凉。禁止性生活，注意外阴清洁工作，避免细菌感染阴道发生炎症。

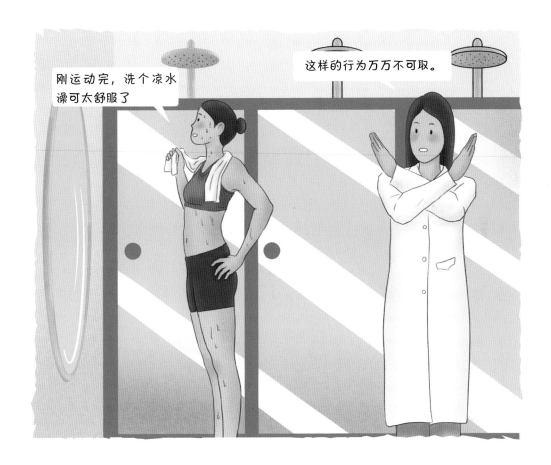

在饮食方面，孕妇要多补充蛋白质，进食富含维生素的蔬菜水果，禁止食用生冷、辛辣等刺激性食物。特别是在流产后1周内，孕妇肠胃消化功能不足，不宜食用硬质食物，流质食物搭配适当蔬菜、水果即可。

除此之外，习惯性流产的成因复杂，有时候会由多种因素综合导致，患者应当积极配合医生的专业治疗。

日常生活中，备孕的准爸爸妈妈们要保持健康的生活习惯和作息规律，多与外界进行沟通来缓解心理压力，避免过度的心理紧张影响到疾病的治愈和康复。在治疗期间，要遵医嘱及时复诊检查，对于后续的受孕、妊娠需注意的具体事项可向医生具体咨询。

❤ 四、异位妊娠 ＞＞＞＞＞＞＞

异位妊娠又叫宫外孕，是指受精卵着床于正常子宫腔以外的地方。受精卵可以着床于宫颈形成宫颈妊娠，也可以着床于剖宫产术后切口瘢痕处，还可以着床于宫角部位，还有输卵管、卵巢，甚至腹腔内妊娠。异位妊娠因为着床的部位不像正常子宫内膜有"肥沃"的土壤，所以早期容易出现出血或者流产，如果局部空间有限的话，还可以发生病灶破裂出现大出血等问题。在各种异位妊娠中，最常见的就是输卵管妊娠，尤其输卵管壶腹部妊娠最为常见。

异位妊娠是怎么回事？以输卵管妊娠为例，这是最常见的异位妊娠。输卵管妊娠的主要病因就是慢性输卵管炎。这个输卵管炎症可以是各种原因引起的，包括慢性盆腔炎。输卵管炎症可以破坏输卵管黏膜，使管腔变窄，纤毛功能受到影响。受精卵在输卵管壶腹部形成后，可以借助输卵管正常的运输功能，将受精卵输送到子宫腔内着床。如果是慢性输卵管炎，管腔狭窄，输卵管蠕动功能减弱，纤毛摆动功能也减弱，导致输送受精卵缓慢，致使受精卵还没有走到子宫腔就着床于输卵管，形成输卵管异位妊娠。

异位妊娠的临床症状，可以有少量阴道流血或者腹痛，尤其发生病灶破裂时出现剧烈的撕裂样疼痛，如果伴有腹腔内出血，则可能出现头晕、乏力、出冷汗，甚至晕厥或休克，这些是需要进行急诊手术处理的。

异位妊娠的诊断，主要是依靠超声诊断，结合临床症状和抽血检查结果来进行综合判断。超声在正常宫腔内没有看到孕囊，在附件区发现混合型包块，有的可以在输卵管内看见孕囊，多可以诊断异位妊娠。也可以通过对人绒毛膜促性腺激素水平的动态变化来观察提示可能存在异位妊娠，人绒毛膜促性腺激素增长缓慢，或者翻倍不好，都提示有异位妊娠的可能。当然，异位妊娠诊断的金标准是腹腔镜检查，可以直接观察到病变的位置和病变的程度，同时可以进行手术治疗。

一旦诊断异位妊娠，其治疗原则又是什么呢？这需要根据女性患者的具体病情来进行个性化的治疗。包块没有破裂，症状轻者，人绒毛膜促性腺激素水平低于 2000IU/L 者，附件包块小于 4cm 者，可以采用保守治疗，即通过化学药物杀灭有活性的异位病灶。如果包块破裂伴内出血者，需急诊手术治疗。对于人绒毛膜促性腺激素大于 2000IU/L，包块大于 4cm 者，不能采用保守观察方法，需进行手术治疗，避免严重不良后果发生。

异位妊娠不是宫外孕。异位妊娠所指的范围比较广泛，不单单是指发生在宫腔外面的着床妊娠，同时在宫腔内部也是会出现异位妊娠情况的。比如孕囊在宫腔内部的宫角、瘢痕部位以及宫颈等部位着床，虽然都在宫腔内部，但因为着床的位置不合适，因此也是属于异位妊娠的。

宫外孕所指的则是发生受精卵在宫腔外面着床发育，比较常见的就是输卵管、卵巢、腹腔等部位，其也是属于异位妊娠的一种。总的来说就是宫外孕是异位妊娠，但异位妊娠并不一定是指宫外孕。

常见的女性生育问题有 9 个，这 9 个因素影响女性生育，究竟什么才是罪魁祸首？下面我们来一一讲解。

①年龄是生育能力最大的祸首。

年龄的增长对女性生育能力影响非常大，从女性的生理规律来说，生育能力最强在 20~24 岁，30 岁以后缓慢下降，35 岁以后迅速下降，35 岁时是 25 岁时的一半，40 岁时是 35 岁时的一半。44 岁以后约有 87% 的女人失去了受孕能力。

②过度肥胖不利于怀孕。

肥胖会破坏女性内分泌，也会阻碍排卵，还会引发各种健康问题，例如：高血压、糖尿病、心脏病等。这些疾病也可能造成妇女不育，并且会在怀孕过程中造成一些并发症。病态式肥胖的妇女进行生育治疗后的成功率也会较低。

③盲目减肥同样也会导致不孕症。

盲目过度减肥有可能导致内分泌紊乱、月经周期失调、排卵停止。过度节食所带来的营养不均衡、微量元素严重缺乏也会影响到生育能力。尤其是年龄超过 30 岁的女性，生育能力本身已经下降，更要谨慎减肥。

④精神紧张，压力过大影响生育能力。

正值生育年龄的女性，如果环境改变、情绪波动、长期处于极大的压力下，就容易发生内分泌紊乱、月经也就开始紊乱甚至变成无月经，不排卵，在这种情况下，当然也就不太容易怀孕了。

就业竞争加剧使很多职场女性压力增大，长期处于忧虑、抑郁或恐惧不安的精神状态都会影响女性怀孕。

⑤生殖器官炎症影响生育能力。

患阴道炎时，阴道内酸碱度发生变化，白细胞增多，这些都会妨碍精子的成活，活动度下降，宫颈炎症造成的局部内环境改变，不利于精子通过宫颈管，从而导致不孕。盆腔感染如果治疗不及时、不彻底，尤其是结核性或淋菌性感染，即使痊愈，也会造成输卵管的粘连、扭曲、狭窄，从而导致不孕或宫外孕。

⑥性习惯不良危害生育。

有些年轻女性性生活不卫生、性乱，感染性病，常常处在潜伏期，一时还看不出影响，但不知不觉地引发了盆腔炎，造成不孕症。经期行房事容易使细菌和血液通过松弛的宫颈口进入盆腔，引发感染。

更严重的是，如果逆流的经血在盆腔里残存下来，就会造成子宫内膜异位症。两者都是摧残生育能力的杀手。

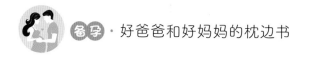

⑦有害化学物质影响怀孕。

不少化学物质中的毒素会破坏卵细胞，还很有可能造成内分泌紊乱。一些防水服装、杀虫剂、食品包装、室内装饰品、特氟龙不粘涂料等商品所含有的全氟化学物质，不仅会对人体肝脏、免疫系统、生育器官带来危害，导致不孕，还会影响胎儿发育。

⑧酒精、咖啡妨害生育。

经常饮酒，尤其酗酒的女性，生育能力会明显减弱。因为酒精会妨碍营养物质的吸收，仅仅一杯红酒就可能减少体内锌的含量，而锌是生育能力的基本因素。

咖啡因——即使每天只喝两杯咖啡，也会降低50%的生育能力。可乐等饮料具有相同的效果，因为可乐中也含有大量咖啡因。

⑨人工流产是女性不孕的第二大原因。

医生发现，流产的次数与发生不孕的概率成正比。多次人工流产易导致盆腔附件炎，输卵管发炎后堵塞，发生不孕。人工流产时的高活性子宫内膜碎片，很容易转移到盆腔内种植生长形成子宫内膜异位症导致不孕症。而且反复人工流产还会使子宫内膜变得很薄，日后一旦怀孕，胚胎就像沙地里的小苗，得不到充分的养分，容易发育不良、自行流产。

小知识大科普

女性最佳的生育年龄，推荐的是25~30岁这个年龄段。当然，也要因人而异，这里只是说一般情况而言。

因为在 25 岁之前，虽然身体上成熟了，但从心理上而言，总体来说女性的心理年龄，尤其是现在的女孩，可能会相对小一些。对于组建家庭之后，再生一个孩子去抚养，整体的心理状态不是很稳定，对于后续的培养，相对也不是特别有益。

而在 25~30 岁，处于身体比较好的受孕时期，人也是处于一个精神状态比较稳定的状态。家庭也是比较稳定的，自己整体的社会关系、工作状态，也相对比较稳定。这个时候，比较推荐去怀孕生孩子，对后代整体的社会、心理的影响都有好处。

而且这个时候，女性属于生育能力强的时期，也不是高龄，卵子的质量也会比较好。所以，推荐女性的生殖年龄是 25~30 岁。

如果超过 35 岁，就属于高龄产妇，非常不建议超过这个年龄才去怀孕。而且到了 35 岁以上，如果怀孕怀不上，也会有很大的精神心理负担。越产生这种负担，就越不容易怀孕。

所以，建议在 25~30 岁的女性，选择去开始受孕。如果这个时候，有任何的问题，也好去查找原因。如果真有不能怀孕的问题存在，也好去治疗，或者采取辅助生殖，都比较容易获得一个好的胚胎。

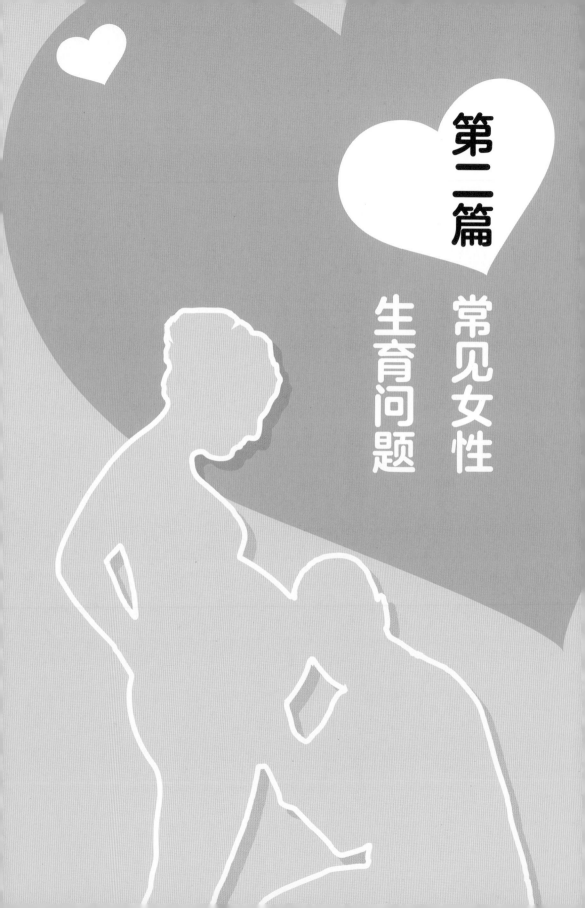

第二篇

常见女性
生育问题

第一章 卵巢功能对怀孕的影响

生育年龄妇女除妊娠和哺乳期外，卵巢每个月发生 1 次周期性变化并排出卵细胞，排卵多在月经周期第 14 ～ 16 天。卵细胞是由卵巢内卵泡分泌排出的，在数个卵泡的发育中，发育成熟的一般只有 1 个，因此每个月只有 1 个卵子成熟。排卵后卵子存活数小时，此时，卵子如进入输卵管并遇到精子即受精成为孕卵（受精卵）。

卵巢就像妈妈体内的一座"小花园"。在女性小的时候就已成形，里面藏着有许许多多个"种子"，随着女性长大，"种子"也慢慢长大，"种子"靠什么长大呢？"花园"周围的环境——女性身体内部的环境很重要，就像真正的"花园"，如果没有良好的气候和空气质量，"种子"是无法茁壮成长的。所以女性健康才能保证"种子"质量好。

另外还需要给"花园"定期施肥，卵巢分泌的雌性激素和孕激素（或称黄体酮），就相当于这种肥料。雌性激素的主要作用是促进女性生殖器官的生长发育，促进女性第二性征的出现等；孕激素的主要作用是促进子宫内膜在雌性激素作用的基础上继续生长发育，为受精卵着床在子宫里做准备。因此，只有适度地施肥浇水，"种子"才会更好地生长。

"种子"长大了、成熟了，终于有一天它离开了生养她的"花园"，到了另一个地方——输卵管里，等候着精子的到来。

卵细胞（卵子）是由卵泡产生的，这是卵巢的功能之一。女婴出生时，卵巢内约含 75 万个原始卵泡，随着年龄的增长，绝大部分原始卵泡逐渐解体而消失。从青春期开始，每月有一定数量的卵泡生长发育，但通常只有 1 个卵泡成熟（大约经历 28 天），并且排卵。成熟卵泡的直径可达 1cm 左右，突出于卵巢表面。

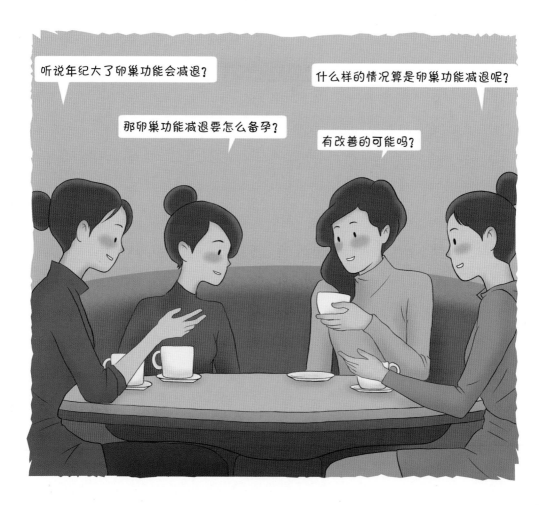

一、如何判断卵巢功能是否减退？ >>>>>>>

卵巢是女性的重要生殖器官，是孕育卵子的巢穴。卵巢随着女性年龄的增长和身体机能的变化出现功能减退，其导致的直接结果是卵子质量降低和卵子数量减少带来的受孕困难。若女性在此种状态下想要备孕，则必须调理好身体，促使卵巢功能恢复正常状态。

第一，卵巢功能减退的界定。

女性出生时，卵巢内共有200万个原始卵泡，随着年龄的增长和发育变化，到了育龄期就只有20万~30万个卵泡，每月只有10个左右的卵泡生长发育。育龄期女性经过检测后，如果发现双侧卵巢卵泡数量小于6个，且出现月经不调、闭经等更年期症状，则考虑是卵巢功能减退。

第二，卵巢功能的减退不可逆。

卵巢就像人的身体，随着年龄的增长出现衰老、功能减退、生老病死等正常的自然生理现象，这种现象是不可逆转的。但是，人的寿命虽然受着先天基因的影响，后天合理的保养和健康的生活方式会延缓衰老的节奏和功能的减退，卵巢也是如此。

小知识大科普

卵巢内有多种结构相互作用，维持妇女的生殖周期。因此，具有"盆腔钟（pelvic clock）"之称。根据卵巢结构功能的变化，分为卵泡期、排卵期、黄体期。

1.卵泡期：卵巢内一组窦状卵泡群脱离了静止的卵泡库，进入"生长发育轨道"，这个现象称为募集（recruitment）。约在周期第七天，在上述发育的卵泡群中，有1个卵泡优先发育成为优势卵泡（dominant follicle），其余卵泡皆逐渐退化闭锁。这个现象称为选择（selection）。正

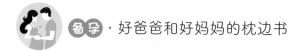

是募集与选择机制精确地控制了人类卵巢自然周期排出卵子的数目。

2. 排卵期：血 LH/FSH 峰是卵巢排卵必不可少的前提条件，一般出现在卵泡破裂前 36 小时。血 LH/FSH 峰与孕酮协同作用，激活卵泡液内蛋白溶酶活性，使卵泡壁隆起尖端部分的胶原消化形成小孔，称排卵孔（stigma）。排卵时随卵细胞同时排出的还有透明带、放射冠及小部分卵丘内的颗粒细胞。排卵多发生在下次月经来潮前 14 日左右，卵子可由两侧卵巢轮流排出，也可由一侧卵巢连续排出。

3. 黄体期：排卵后卵泡液流出，卵泡腔内压下降，卵泡壁塌陷，形成许多皱襞，卵泡壁的卵泡颗粒细胞和卵泡内膜细胞向内侵入，周围由结缔组织的卵泡外膜包围，共同形成黄体（corpus luteum）。黄体的功能主要是在 LH 的作用下，利用来自血运的低密度脂蛋白胆固醇（LDL-C），生成与分泌 P4 及 E2，使子宫内膜转变为分泌期，为接纳孕卵着床及维持早期胚胎发育做准备。

二、卵巢功能差怎么调理及备孕？ >>>>>>>

卵巢功能差是女性孕育生命的最大障碍，也是近年来致使女性不孕不育的最主要因素。女性卵巢功能随着年龄的增长逐步减退，如果配合医生进行针对性的治疗、日常生活合理的调整、饮食习惯的改变等因素的变化，还可以促进卵巢功能的改善和恢复。卵巢随着女性年龄的增长和身体机能的变化出现功能减退，其导致的直接结果是卵子质量降低和卵子数量减少带来的受孕困难。若女性在此种状态下想要备孕，则必须调理好身体，促使卵巢功能恢复正常状态。

但女性需注意，调理要趁早，女性身体里的原始卵泡数是一定的，不会无中生有，千万不要等到卵泡数量消耗光了，才想到要调理，那将是徒劳无功的。

下面分享卵巢功能调理几点办法：

第一，**生活的调理。**

现代女性既要面对工作的压力，又要处理家庭琐事，超负荷运转已是生活的常态，非常有损女性的身体健康。卵巢功能需要在规律的生活方式下休养生息，女性必须改善现有的生活方式，统筹安排好工作与家庭的关系，合理分配家庭生活的负担，避免熬夜，健康作息，为卵巢功能的恢复创造良好的环境。

第二，**饮食的调理。**

长期食用高糖、高脂肪的食物，不仅容易导致身体发胖，还会因内分泌失调影响卵巢功能。卵巢功能差的女性应控制饮食中糖分的摄入，少吃米、面等高糖食物，宜多吃豆类、胡萝卜等维生素含量丰富的食物。不偏食、不挑食、不节食，保证每日的营养均衡。

第三，**药物调理。**

过氧化容易导致女性卵泡的损伤和消亡，从而引起卵巢功能减退。卵巢功能差的女性可以在医生的指导下服用抗氧化类的药物改善卵巢功能，如辅酶 Q10、褪黑素等，也可以服用维生素、性激素等药物对身体进行调节。同时，辅助的中药和中医治疗手段能够改善卵巢功能，可以尝试同步进行调理。

第四，**运动的调理。**

运动能使人充满活力，保持年轻状态，减少滋生各种潜在疾病的隐患。而缺少运动的人则会出现身体机能退化，未老先衰。运动不仅有利于身体健康，也能够促进卵巢健康，女性平时可以做些瑜伽、慢跑等有氧运动，帮助卵巢恢复正常状态。

当女性发现卵巢功能减退时，应按照如下原则备孕。

（1）选择最佳的受孕时机。女性出现卵巢功能减退，易造成卵泡质量不佳和数量减少，但并非完全丧失生育能力。备孕期的女性在医生的指导下使用助排卵的药物，随时检测卵泡的发育状况，根据卵泡的检测结果选择同房的时间，如此最大限度地提升受孕概率。

（2）药食双补提升卵巢功能。卵巢功能减退引起的卵泡发育异常，大都是由于女性身体的雌激素水平过低，可在医生的指导下服用补充激素类药物，提升卵巢功能。

女性也可以服用抗氧化素、褪黑素等药物，再施以中药调理和针灸治疗来改善卵巢功能。合理的饮食和健康的生活方式也会影响卵巢功能，女性宜多食用蛋白质含量高、维生素丰富的营养物质，戒烟戒酒、适度运动，远离危害身体健康的生活习惯和方式。

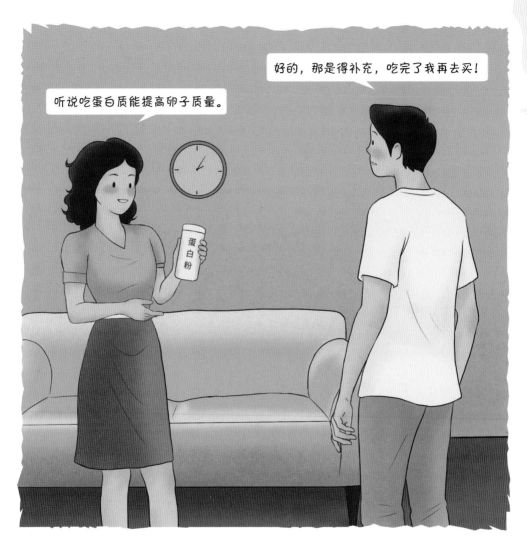

（3）借助医学技术实现受孕。女性经过多方尝试和努力，卵巢功能仍未能恢复到正常水平，无法实现自然受孕的愿望，则可借助现代医学技术如人工授精、试管婴儿等，都是当下应用广泛、成功率极高的辅助生育手段。

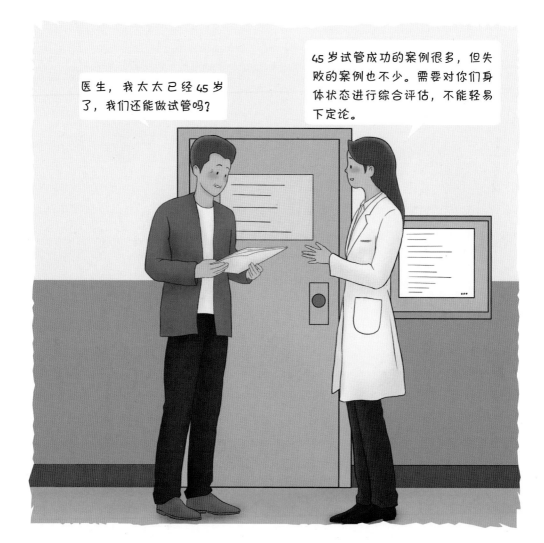

女性到了 45 岁面临绝经期，雌激素分泌水平和卵巢功能降到了最低点，生育能力面临枯竭。此时女性借助试管婴儿成功受孕的可能，需要根据女性身体状况决定。据欧洲权威医学机构研究统计，6000 位 45 岁接受试管婴儿手术的女性中，只有 5% 成功受孕，其中 80% 还出现了流产症状，最后仅有 1% 成功怀孕。虽然成功率极低，但也是女

性孕育生命的最后一丝希望。

第一，**哪些女性应该做。**

45 岁女性只要仍有卵子，子宫状态良好，并且从未生育过，便可以尝试试管婴儿，圆自己生育梦。虽然高龄女性的身体机能退化，在怀孕中存在流产或者胎儿疾病的风险，但是在医疗设备的监护下，在医生贴心呵护下，能够规避掉很多潜在风险，故应该大胆尝试。

45 岁女性已有生育史，且子宫状态不佳，最好放弃试管的念头，毕竟试管婴儿的费用不低，高龄女性还要付出比常人更多的努力和坚持，经受比常人更痛苦的折磨，而且试管的概率极低，在已经有孩子的情况下，便没有必要再去做无谓的尝试。

第二，**定期检查，提高成功概率。**

试管前后的定期检查是保证试管成功的必要举措。试管前对夫妻双方身体全方位的检查，能够有效排除影响胚胎健康的因素，减少胚胎流产、早产和难产的可能，及女性受孕对隐性身体疾病的影响。

试管后的定期检查，可以发现胚胎异常并做及时治疗，保证胎儿的健康发育，避免妊娠风险的发生。

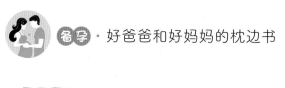

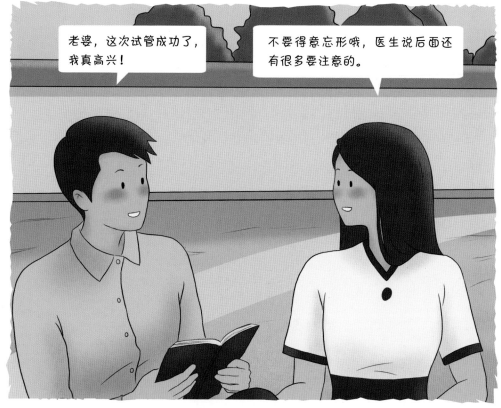

第三，**单胎移植，试管成功的保证。**

45岁女性为了确保试管的成功，应避免多胎移植，选择一颗最优的胚胎植入即可。这样做既能保证胚胎获得最好的生发环境和养分，还能避免多胎妊娠带来的贫血、胎盘异常等伤害。

第四，**生活调理，提高身体机能。**

45岁女性应通过运动、饮食等多方面因素，提升身体的新陈代谢和免疫力，改善随着年龄增长带来身体机能的下降，为试管创造良好的身体条件。

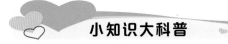

小知识大科普

卵巢功能的减退虽然势不可当，但通过简单的饮食调整可以延缓卵巢衰老的步伐，或者起码使卵巢功能保证处于相对稳定的状态。各年龄段女性的身体机能和卵巢发育的状态各不相同，饮食的配比也会有所变化。

1. 20~35 岁。20 岁女性卵巢刚刚发育成熟，卵巢功能处于最佳状态。此时女性可以多吃瘦肉、蔬菜、鱼类、豆制品等营养丰富的食物，少吃甜的和过咸的食物，戒烟戒酒，避免过度肥胖。

2. 35~40 岁。此时女性的卵巢功能到了快速减退的阶段，宜多吃些豆制品、核桃、红薯等富含天然植物雌激素的食物，适度饮用红糖水补充身体微量元素。同时，也可以多吃鱼肉、瘦肉、猪蹄等胶原蛋白丰富的食物，缓解因年龄带来的皮肤松弛。

人工授精和试管婴儿虽然都是辅助生育手段，但适用范围、操作方式有很大不同。

人工授精要求女性内外生殖器正常、子宫内膜条件良好、输卵管起码有一侧是畅通的，这样，卵子才能够自然进入输卵管中等待与精子相遇并受孕。人工授精手术的精子是将男性的精子从体内取出，再经过筛选优化注射到女性宫腔内，胚胎的孕育过程是在女性体内完成的。

试管婴儿则是将男性的精子和女性的卵子分别取出，精子、卵子结合在实验室内完成受精，然后将受精卵放入女性宫腔内。试管婴儿对女性输卵管没有要求，只要女性卵巢功能没有完全丧失，子宫环境良好即可进行。

三、卵巢功能减退，会影响卵子质量吗？ >>>>>>>

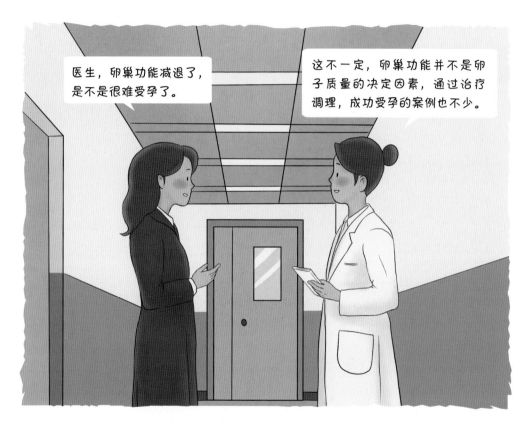

卵巢是女性孕育卵子的港湾，卵巢功能减退，势必会影响卵子的质量和数量，造成生育能力下降。然而，仅凭此断定女性卵子质量差到无法自然受孕，未免太过武断。

在真实的治疗案例中，患有卵巢功能减退的育龄期女性，在医生的介入治疗后成功受孕的例子并不在少数。但其前提是此时的女性必须紧密配合医生的治疗方案，定期检测卵子的发育状况，才能得成功受孕。

第一，卵子的质量不完全取决于卵巢功能。

卵巢功能的减退虽然会影响卵子，但并不能对卵子的质量产生决定性的作用。40岁以下的育龄期女性，只要卵巢内仍然有窦卵泡产出，可以借助药物促进窦卵泡的发育，假若没有窦卵泡产出或者窦卵泡数量较少，则对窦卵泡实施治疗，这样的操作可以促进卵子的健康发育。

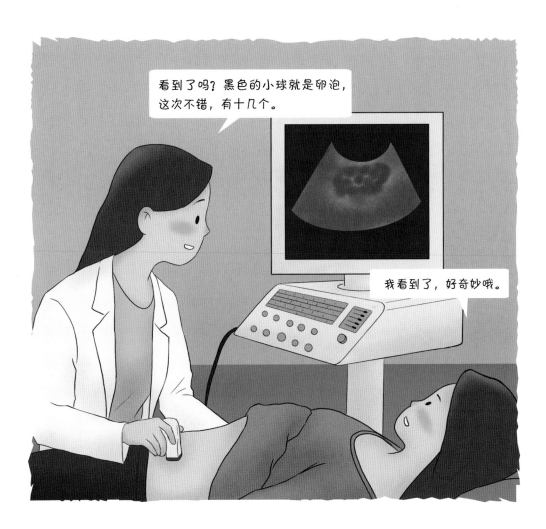

第二，挽救卵子的质量是长期而艰巨的任务。

挽救卵子的质量也可以通过卵巢功能的修复进行，但这是一个漫长而复杂的过程。医生首先通过药物调理患者体内的雌激素和孕激素水平，待激素水平恢复平衡状态，患者的生理周期也会随之恢复，之后通过药物诱导卵泡发育成为健康的卵子，从而达到受孕的目的。

整个过程中，医生需要精确控制和调整药物的剂量，严密检测卵泡的生长和发育情况，容不得丝毫马虎。如果某个环节出现差错或者患者并非绝对配合，则治疗效果不能会令人满意或者导致治疗前功尽弃。

第三，卵子质量的提升不可操之过急。

育龄期患有卵巢功能减退的女性，通常会用试纸检测排卵情况，当发现试纸检测出两条杠，便误以为是合适的同房时间。殊不知这时卵泡只是开始发育，并未达到最佳状态，若精子与卵子勉强结合，也会因受精卵先天不足导致流产。

患者受孕的时机，应该由医生对卵泡状态、卵子发育情况，以及身体激素水平等因素综合评定后的结果来决定，几个条件缺一不可。

生殖专家有句名言：35岁以下女性只要能来月经，便有怀孕的机会。年龄对有生育需求的女性就是宝，40岁以上的女性卵巢功能减退是正常的生理现象，怀孕的概率微乎其微。而40岁以下的女性即便卵巢功能减退，卵子数量越少，但卵子的质量可能很高，只要有1枚卵子，就有可能成功受孕。

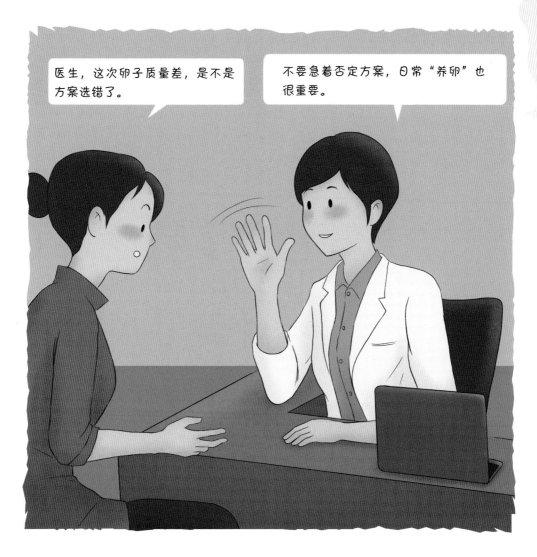

为了提高卵巢功能减退患者的受孕概率，女性在配合医生治疗的同时，还需要从饮食习惯、生活方式等方面进行同步调整。

第一，合理的饮食习惯。

健康的饮食可以助力卵子的生长发育，女性在饮食调理期间宜多食用高蛋白、高营养、高纤维的食物，一日三餐规律饮食，既不暴饮暴食，也不简单凑合。

第二，健康的生活方式。

电子产品的辐射会影响到人体的内分泌系统，女性应减少电子产品的使用时间。每日适度运动，不熬夜、不久坐，提高身体的基础代谢和血液循环。

第三，稳定的情绪状态。

人生在世总有很多不如意之事，生气、愤怒、压抑在所难免，但是要学会自我排解。长期的负面情绪会带来人体的健康问题，严重的情况则会危及生命，女性易出现内分泌紊乱造成月经不调或者排卵异常的问题，备孕期女性应做到不以物喜，不以己悲，始终保持稳定的情绪状态。

第四，适当的药物辅助。

中医药文化博大精深，适当的中药调理能起到辅助治疗效果，有时还能达到西医无法达到内服外调的效果。备孕期女性可以适当服用党参、黄芪、当归、阿胶等补气血的中药，从而提高身体机能，增强自身免疫力。

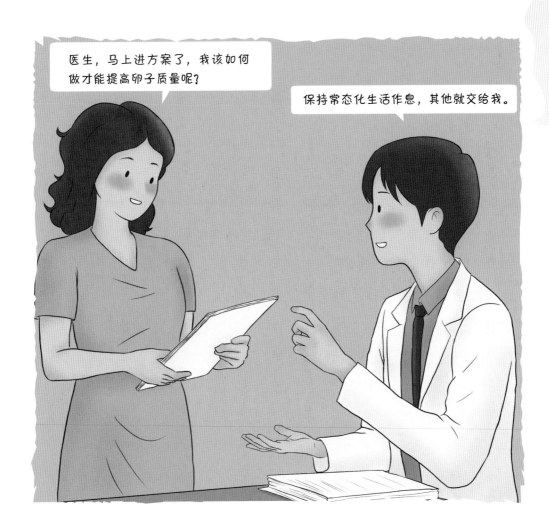

小知识大科普

我们的生活充斥着电脑、手机、电视等电子产品，这些电子产品为人们带来生活的便捷，也带来了一定的危害。很多孕妈妈在怀孕初期便穿上了防辐射服，戴上了防辐射眼镜，生怕胎儿受到影响。其实，我们常用的很多电子产品产生的辐射危害非常有限，只要不是长时间使用，基本不会

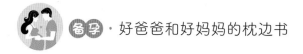

影响到胎儿。不过，以下4种电器孕妈妈应避免接触。

1. 微波炉。微波炉可以在很短的时间将食物加热或者变熟，是生活中使用频次最高的厨房电器，但是它的功率很高，辐射很强。

2. 电热毯。在北方城市，电热毯几乎家家必备，它能够在寒冷的冬天给人以温暖的被窝。但让人没有想到的是它竟然存在大量辐射，孕妈妈用它还会使血管在持续高温下长时间保持张开的状态，对胎儿的发育十分不利。

3. 打印机。打印机是办公室使用频次最高的办公设备，基本一间办公室会有几台不同功用的打印机。打印机在开机和开始打印时的辐射度最高，喷墨打印时还会发散很浓烈的味道，孕妈妈要尽量避免接触和使用。

4. 电磁炉。电磁炉是一种新型的厨房用品，深受年轻人的喜爱。电磁炉比煤气安全和便捷，但是释放出的辐射却不容小觑，孕妈妈依然要远离。

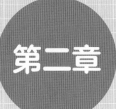

第二章　多囊卵巢综合征

多囊卵巢综合征是女性常见的内分泌系统疾病，也是导致女性不孕的主要原因。但多囊卵巢综合征并不可怕，只要女性保持积极乐观的态度，配合医生进行治疗和生活调理，在现代生殖医学技术的协助下，成功生育不是梦。

本章将带您正确认识多囊卵巢综合征，了解多囊卵巢综合征的治疗要领和备孕方法，从而放下顾虑，大胆备孕。

一、什么是多囊卵巢综合征? >>>>>>>

女性普遍有过月经不调的经历，许多人对此都不会太在意，直至临近闭经或者有生育需求时，才会去医院检查治疗。多囊卵巢综合征也经常因此被忽视，导致一直潜伏，直到B超检查时才被察觉。

据统计，生理期紊乱的人群中60%~80%都有多囊卵巢综合征，即多囊卵巢综合征造成了大部分女性的生理期紊乱。为此，女性有必要详细了解下这个病症。

第一，认识多囊卵巢综合征。

多囊卵巢综合征是女性常见的分泌系统疾病，当女性B超检查发现一侧或两侧卵巢内卵泡数量≥12个，并伴有月经不规律、稀发，甚至闭经的现象，便可以判定是多囊卵巢综合征。

同时，多囊患者因身体内分泌失衡，导致雄性激素异军突起，会出现体重激增、毛孔增大、体毛生长旺盛、痤疮频繁冒出等现象。

第二，**多囊卵巢综合征和多囊卵巢。**

很多女性将多囊卵巢综合征和多囊卵巢混为一谈，虽然两者的共性特点是卵巢内卵泡异常增多，但也有其本质的区别，多囊卵巢是卵巢类疾病，患者只是在 B 超下发现卵泡增多，基本对生活不造成影响，经过治疗可痊愈。

多囊卵巢综合征是内分泌系统疾病，女性不但因月经紊乱导致不育，还会遭受其他分泌系统疾病的折磨，是伴随患者终身的不可治愈的疾病。

第三，**多囊卵巢综合征是导致女性不孕的重要元凶之一。**

患有多囊卵巢综合征的女性，卵巢内有很多个卵泡，但卵泡却无法发育成熟，不能正常排出。如果借助外源性力量又会使卵巢过度刺激导致卵泡成熟过于疯狂，几十个卵泡同时成熟，这会使患者出现腹胀腹痛、恶心呕吐，严重时还会危及患者生命。

所以，多囊卵巢综合征患者选择生殖医生和制订促排卵方案时需要特别谨慎。医生在实施促排卵的同时必须采取措施抑制排卵，这样看似矛盾却十分必要，是多囊患者健康生育和抵抗卵泡过度生长的保证。

小知识大科普

月经陪伴女性度过 30 多年的时光，但并不是每位女性都了解它，了解自己。月经不仅是女性生育力的体现，也是女性生殖健康的信号灯。只要女性仔细观察，很多生殖系统疾病的最初表征都会和月经表现有关。

以下是健康月经的表征，女性可对比察看自己的月经，及时察觉到它的变化，从而将疾病控制在最初阶段。

1. 月经的颜色。大部分为暗红色血液，当子宫内膜碎片随着血液流出时，会混杂着血凝块。

2. 月经周期。正常状态下 21~35 天为 1 个周期，每个月经周期为 4 ~ 6 天。

3. 月经量。女性每个月经周期的总失血量为 20 ~ 60mL，需要用掉 15~20 片卫生巾。

4. 痛经。痛经是由于女性身体雌激素水平过低，身体正常的内分泌系统受到干扰，从而引发腰酸背痛、浑身乏力等现象。

二、多囊治疗 >>>>>>>

多囊卵巢综合征的病因目前尚不明确，现阶段没有能够彻底治愈的手段。临床上主要使用手术治疗和药物治疗。手术治疗不能把控手术实施的准确度，有可能造成女性卵巢功能枯竭，导致女性彻底丧失生育能力，或者过早衰老。所以，临床上普遍采用药物治疗，虽然不能达到一劳永逸的效果，但能够满足患者的治疗需求。

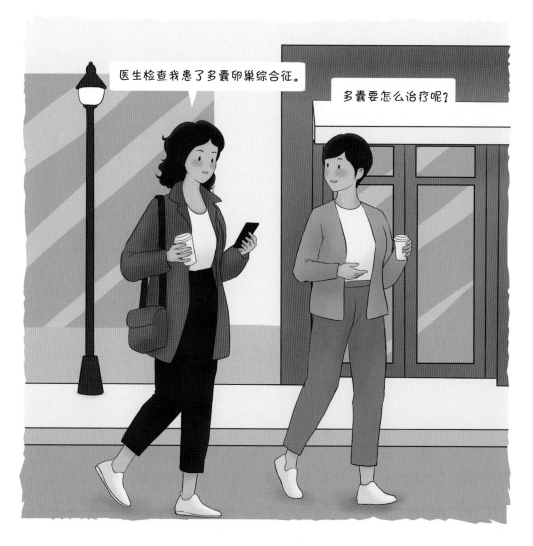

适合运用药物治疗的多囊患者类型主要如下。

第一，没有生育需求的多囊患者。

这部分患者的需求是调理月经周期，维持女性生殖系统的正常发育，并预防远期并发症发生的概率。患者只需服用短效避孕药进行调理即可，短效避孕药也可改善因高雄激素引起的体毛过多、痤疮频发的现象。

患者连续服药 3~6 个月后，可以停药观察，一般都会恢复正常的生理周期。待多囊症状再度出现时，进行重复治疗。

第二，**有生育需求的多囊患者。**

这部分患者的最大诉求就是恢复正常排卵，改善生育能力。那么，医生会针对排卵的需求实施治疗。导致排卵异常的主要因素是月经不调，而造成月经不调是内分泌紊乱。此时，药物治疗的最大目的是恢复正常月经周期。

如果女性过度肥胖，需要先进行体重管理改变体质，个别患者恢复正常体重后，月经周期也随之恢复。只要月经周期恢复，也就能够正常排卵，自然可以成功受孕。

如果患者存在血糖高的现象，则需要同时服用降糖类药物；若伴随着胰岛素抵抗，还需服用调节胰岛素的药物。总之，根据患者的需求和具体的症状表现，哪里不正常就调哪里，直至患者的各项身体指标回归正常，便停止治疗。

第三，**正确对待多囊卵巢综合征。**

个别患者在得知罹患了多囊卵巢综合征，犹如面对绝症，整日郁郁寡欢。其实这种心态大可不必。多囊虽然不能完全治愈，但并不会影响到生命，甚至不会影响患者的正常生活。患者只需要请医生进行针对性的治疗，能解决多囊带来的困扰即可。

减肥也是多囊患者的必修之课，患者有必要进行生活方式的调整。改善不良的生活习惯，保持健康的生活状态，适度运动，合理饮食。

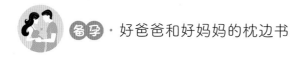

唯有如此，才能减少疾病发生的频次，避免并发症的产生。

小知识大科普

女性体毛生长旺盛有多种原因，除遗传因素外，大都与生殖系统疾病、内分泌系统疾病相关。女性宜积极检查治疗，及时明确病因，采取相应治疗措施。

1.雄激素水平过高。此时女性除了体毛不正常的生长外，还会出现声音变粗、皮肤粗糙等男性特征，并同时有月经不调、稀发停经、痤疮频发的现象。

2.卵巢肿瘤。女性患有卵巢肿瘤时，会导致内分泌紊乱，易出现反常的生理症状，患者需结合其他症状进行判断。

3.其他。长期服用激素类药物，也会因为体内雄激素的增多而导致体毛旺盛生长。

三、给多囊姐妹的备孕建议 >>>>>>>

多囊患者排卵异常时，会导致受孕困难，但并非丧失生育能力。大量多囊患者有着很好的卵泡基础，只是不能发育成熟。因此，经过治疗大部分患者均能自然受孕，个别无法自然受孕的患者，也能在促排卵方案的协助下成功受孕。但前提是患者必须严格遵照医嘱，配合医生实施相应的治疗，并进行生活方式的调整。

根据多囊患者所处的不同阶段特征，其备孕方式有如下区分。

第一，月经正常的多囊患者。

女性只要月经周期正常，生育能力便不会受到影响。患者可持续通过 B 超监测卵泡的变化，若复查时多囊影像消失，则患者无须服药，可直接进入备孕流程。若复查时多囊仍然存在，则需要延长观察时间，配合医生进行相应的检查和治疗。

第二，月经不正常的多囊患者。

这部分患者需要吃药调理内分泌和进行体重管理、其中，大部分患者吃短效避孕药两三个月就能恢复正常的月经周期，伴随有胰岛素抵抗和甲状腺功能异常的患者需要服用相应的药介入治疗。

有多重病症表现的患者不能盲目服药，需要在医生的指导下规范用药，必须等到指标全部恢复正常才能进入备孕流程。

第三，试孕期。

正处于育龄期、卵巢功能尚且正常的患者，在服用两三个月避孕药调理之后，激素水平和月经周期通常都能恢复正常，患者可以停药尝试备孕。部分患者试孕顺利成功怀孕。

当然，也有部分患者一波三折，停药后第一个月月经正常，第二个月开始不正常，第三个月又回到吃药前状态。遇到这种情况也不要气馁，怀孕本就不是一蹴而就的事情。患者可反复尝试几次，如果仍然不成功，便可以寻找医生进行辅助促排卵治疗。

年纪大的患者建议在激素水平和月经恢复正常后，立即找医生监测排卵情况，或者即刻实施促排卵方案。如果无法成功怀孕，最好做进一步的检查，然后再实施针对性的治疗。

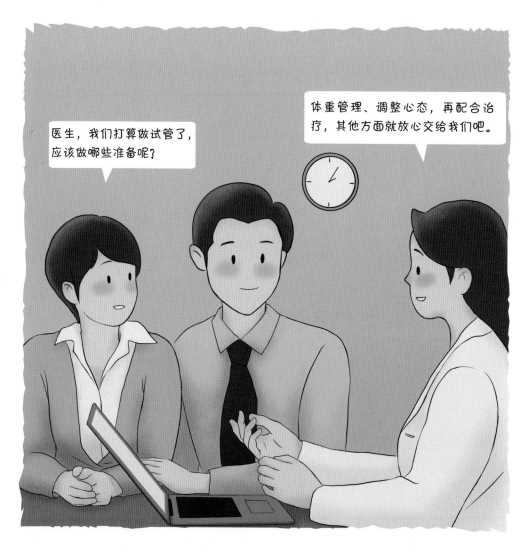

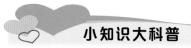

女性避孕药分为长效避孕药、短效避孕药、紧急避孕药。几种避孕药物中，短效避孕药的孕激素和雌激素的含量较少，对人体造成的危害较

小，而且还有着较高的避孕效果。

大部分女性服用短效避孕药防止意外怀孕，却不知这种药物的其他妙用。

1.调整月经周期。女性的内分泌系统会定期分泌雌孕激素，保证规律的月经周期。当出现月经不调可能是雌激素分泌不足，可以服用短效避孕药予以补充。

2.流产后康复。女性流产后规律的服用短效避孕药，可以改善宫腔环境，缩短阴道出血时间。同时，短效避孕药的孕激素还能抵挡外部细菌的入侵，避免术后感染的发生。

3.多囊卵巢综合征的治疗。短效避孕药的有效成分，能够有效抑制高雄激素的疯狂作乱，帮助女性恢复正常的月经周期。

4.改善经前综合征。每月一次的月经来潮会让部分女性苦不堪言，腹疼、腰疼、易烦易怒、焦虑不安等不适感交替来侵，女性此时服用短效避孕药能够有明显的改善效果。

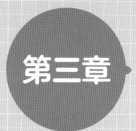

第三章 胰岛素抵抗，应该如何控制

胰岛素是一种激素，由胰脏内的胰岛 β 细胞分泌，在机体内内源性或者外源性的物质比如葡萄糖、乳糖、核糖、精氨酸、胰高血糖素等水平升高时，胰岛 β 细胞受机体刺激，分泌胰岛素，用来降低血糖水平，促进糖原、脂肪、蛋白质合成，维持机体血糖平衡。胰岛素是机体内唯一用来降低血糖的激素。

胰岛素抵抗是机体对胰岛素的一种反应，患有胰岛素抵抗的女性，进葡萄糖摄取和利用的效率下降，但高血糖值会刺激胰腺分泌更多的胰岛素，以维持血糖的稳定，最终造成胰岛素在体内含量过高。

一、胰岛素抵抗的成因 >>>>>>>

导致胰岛素抵抗的原因有很多种，目前认为遗传、肥胖、微量元素缺乏、长期高血糖等是胰岛素抵抗的主要原因。

第一，非疾病因素。

肥胖——肥胖是导致胰岛素抵抗最主要的原因，尤其是中心性肥胖。肥胖主要与长期运动量不足和饮食能量摄入过多有关。

肿瘤坏死因子 a（TNF-a）增多——TNF-a 活性增强可以促进脂肪分解引起血浆游离脂肪酸水平增高，从而导致胰岛素抵抗和高胰岛素血症。

遗传因素——由于遗传导致胰岛素结构异常、胰岛素受体基因改变等。

药物因素——长期服用糖皮质激素、甲状腺素等，可能会导致胰岛素抵抗。

妊娠因素——在妊娠状态下，可能会出现生理性胰岛素抵抗。

第二，**疾病因素**。

长期高血糖——长期高血糖导致胰岛一直工作产生胰岛素，损害胰岛细胞，导致胰岛素抵抗。

高游离脂肪酸血症——高游离脂肪酸可使肝糖生成增加，导致空腹血糖升高和高胰岛素血症，引起胰岛素抵抗。

微量元素缺乏——如铬和钒缺乏可导致胰岛素抵抗。

小知识大科普

若伴随有胰岛素抵抗的多囊患者，在试管前未将胰岛素调整到正常水平，极易引发妊娠期糖尿病，为自己和胎儿的生命安全带来极大隐患。患者必须重视多囊治疗过程中对胰岛素的调理。

妊娠期糖尿病会增加胎儿畸形和流产的概率，甚者会使胎儿胰岛功能受到先天性的损害，让孩子终身备受病痛的折磨。

妊娠期糖尿病还会导致巨大儿的出现，增加产妇的生产难度，加大出血和难产发生的概率。此外，还会使女性遭受生殖道感染或者身体其他系统被感染的风险。

二、胰岛素抵抗应该如何控制？ >>>>>>>

讲到胰岛素抵抗的控制，依靠药物或者其他的医疗手段是可以做到控制的，但是作为不懂医疗的读者们，没必要花大量时间学习，毕竟这是医生们的专业。对于大众而言，可以通过注意生活习惯来控制，所以在这里我们着重讲解如何在生活中控制胰岛素抵抗的问题。

如果做胰岛素释放试验，只要出现下面所提到的任意一种情况，都应该被认定有胰岛素抵抗：空腹胰岛素偏高；胰岛素高峰值超过空腹的 10 倍；峰值延后，2 小时才达到峰值（正常胰岛素峰值应该出现在 30 分钟到 1 小时左右）；3 小时胰岛素水平没有恢复到空腹水平附近，还在高位。

应该怎么通过生活控制胰岛素抵抗呢？

首先要知道，胰岛素抵抗的成因，是不是遗传不好说，但是受生活习惯的影响是肯定的。因为长期的高碳水摄入，实际也就是"糖"的摄入，长期吃碳水，势必导致长期血糖浓度偏高。这时候就需要胰岛素的分泌来分解这些糖。"糖"越来越多，居高不下，胰岛素自然就会供不应求，继而出现胰岛素抵抗的现象。

所以，这个时候，我们一定要"限制主食的摄入"。比如以前吃一碗面条或者一碗白米饭。从现在开始，就只吃小半碗即可。你们可能会说，饿了怎么办？很简单，吃粗粮。比如红薯、山药、土豆、豆类。注意，它们可不是蔬菜，都是主食。每次吃一小半碗米饭后，可以吃半个红薯等粗粮，增加饱腹感。因为粗粮中含有大量的膳食纤维，提供能量的同时还能增加饱腹感。

小知识大科普

　　血糖含量中的糖指的是葡萄糖，葡萄糖是人体的重要组成成分，也是能量的重要来源。胰岛素的功能是降低血液中的葡萄糖含量，患者饮食要注意少糖少油，这其中的糖指的不是平时所说的糖果，而是指能够在体内经过分解形成葡萄糖的食物，包括一些含糖量较高的水果，比如西瓜、葡萄、香蕉等，还有一些淀粉类食物，比如面点、米饭等等。

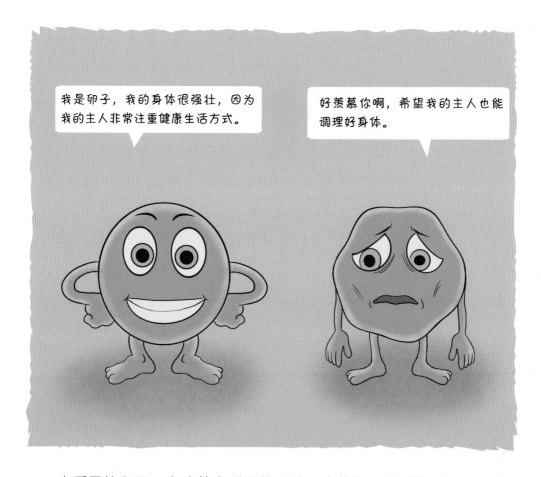

高质量的卵子，意味着高质量的胚胎，也就预示着更加健康的宝宝。为了圆自己快乐爸妈的梦想，夫妻双方都应认真了解相关知识，努力学习做好准备，尽可能在现有基础上，提高卵子质量。本章将围绕这一内容加以讲解，指明提升的方向。

一、卵子质量差的原因有哪些? >>>>>>>

卵巢功能对卵子质量的影响非常大,卵巢早衰、功能减退等都会对卵子质量产生影响,但并非绝对,对卵子质量最直接、最重要的影响因素是年龄,女性比较年轻,卵巢的一些问题能够通过一些手段调理好。

对于卵巢功能减退、卵巢早衰的情况来说,目前并没有有效显著的治疗方式,已有的一些药物只能起到延缓的作用,对于这部分女性来说,只能通过在卵子质量最好的时候尽早受孕。

卵巢早衰和卵巢功能减退并不意味着卵子质量差,其对女性身体影响最大的是卵巢的卵子数量,相比于一般的女性,一次能够取 10 个左右的卵细胞,而卵巢功能减退的女性可能只能取到 1 ~ 3 个,但这并不意味着卵子质量差,受精之后仍有可能获得优质胚胎,也有很多的案例在几次之内就成功受孕。

卵巢早衰、卵巢功能性减退的患者,很难将卵巢调理回到原先的水平,从临床上来说,只能通过排卵针等方式,尽可能地利用好已有的卵子,而卵子的数量是一定的,目前无法通过治疗手段获取更多的卵子,因此,女性要保护好自身的卵巢,趁着卵细胞较多的时候尽快受孕。

女性可以通过一定的方式,保护卵巢功能,延缓卵巢的衰老。

第一,**要有良好的生活方式。**

女性的身体永远是第一位的,健康、规律的生活方式,能够让身体保持健康,也能够保护身体内部的器官。适量运动、均衡膳食、注

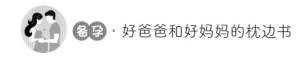

意营养摄入，心态平和，不急躁、不生气，保持精神的愉悦和乐观，调整好自己的精神状态，保持积极地心态。

第二，**注意控糖饮食，减少高淀粉的摄入。**

糖分的过量摄入会导致身体负担加重，加快身体的衰老，在饮食上，注重营养均衡，多吃一些维生素 C 和维生素 E 的食物，多吃一些豆类蔬菜水果之类的，增强身体的体质。

第三，**通过药物辅助减缓衰老。**

医学上认为，细胞的衰老和氧化有关，女性衰老之后体力不足、容易劳累等，可以服用一些抗氧化的药物、保健品等，延缓细胞衰老，还可以通过中药进行身体调理，目前证明的中医配合针灸的治疗手段，能够有效改善卵巢功能减退患者的 AMH 值、基础 FSH 和雌二醇水平以及窦卵泡个数等。

小知识大科普

试管促排卵是不会加速卵巢功能衰退的，促排卵所刺激的卵子，是女性每个月本来就需要发育的卵细胞，对本月仍旧在休眠的卵细胞是没有任何作用的，只是将原本会发育出来的卵细胞进行生长促进，帮助它们能够成长成为更好的卵子。

二、如何提高卵子质量？ >>>>>>>

卵子质量能够通过主动调理和医疗介入的方式来改善，作为准备生育的女性，自身的身体状况是胎儿能否正常发育的重要决定因素，因此，在备孕期间，女性要注重自身各方面机制的提高。

提高卵子质量可以通过以下方式进行。

第一，**适当运动保持健康的体魄。**

健康的身体才可能孕育出健康的卵子，女性身体的综合素质一定程度上能够决定卵子的质量好坏，在备孕前期，女性就要注意身体机能的锻炼，有规律的运动能够让身体各个器官保持较高的能力。

第二，**健康也要吃出来。**

很多人都知道，怀孕期间，要吃非常多的补充微量元素和维生素的食品，很少有人认识到，备孕前期和备孕期间，同样需要营养均衡，保证在怀孕期间的母体是一块具有充分养分的"土壤"，胚胎的发育才能完全。饮食上，要注重全面，高蛋白、低脂肪、高纤维、低盐、低糖，并且要适量饮食，不可造成过多的身体负担。

第三，**少食药品，尤其是止痛药。**

有研究发现，经常服用依赖性药物的人的卵子质量较低，尤其是止痛药，它能够显著降低女性的免疫力，使卵子的活性降低7%以上。

第四，**避免过度劳累或者精神压力紧张等情绪。**

过度劳累、精神压力、昼夜颠倒等习惯，是对生命健康的严重透支，不仅影响身体机能，还会导致卵巢功能减退。目前广受认同的最佳睡眠时间是晚间 11 点之前，充足的睡眠和高质量的睡眠，缺一不可。

第五，**好心情能够维持激素平衡。**

情绪长时间处于高压之下，身体分泌的一种"焦虑激素"可的松，能够加重紧张情绪，并且还会打破原本的激素平衡，引发内分泌紊乱，影响卵巢排卵，适当放松，减缓压力，可以有效提高卵子的质量。

第六，**远离工业排放、汽车尾气、辐射等有害环境。**

目前的工业排放和汽车尾气中，仍旧含有较多的危险物质，普通人在身体功能健全的情况下，代谢尚且需要时间，女性在排卵期和孕期，身体会耗费大量的能量，对外界环境的适应性会下降，除了这些之外，一些杀虫剂、烟草等等，都需要尽量远离。

第七，**抗氧化剂的服用。**

抗氧化剂能够在体内促进线粒体功能，常见的如辅酶 Q10、钙片等，都能够起到一定作用，但药物的服用要谨慎按照医嘱，不可盲目滥用。

如果是因为身体激素水平、卵巢综合征等问题导致的卵子质量差或者不排卵时，女性需要到医院进行专项治疗，根据医生的处方服用药物。

除个人因素以外，导致女性卵子质量差的主要原因是卵巢综合征，其中卵巢综合征中的 70%~80% 的原因是由于女性年龄增长，导致出现胰岛素抵抗的问题，部分伴有维生素 D 缺乏的问题。

胰岛素是一类降低血糖的激素，维持体内血糖水平平衡。胰岛素抵抗是指女性体内胰岛素对葡萄糖的敏感性下降，胰岛素含量不能够调节至正常水平，打破人体内激素平衡，导致内分泌紊乱，可能会引起多囊卵巢综合征。而多囊卵巢综合征会导致机体无法排卵，影响怀孕。

胰岛素抵抗的治疗方式需要双管齐下，一方面，患者要戒糖少油多运动，保持饮食清淡，适当运动增强身体机能，维持健康的体魄。药物方面，可以通过服用胰岛素增敏剂，比如二甲双胍进行治疗。

胰岛素抵抗伴有维生素 D 缺乏的，可以适当补充维生素 D，吃维生素保健品，或者在饮食中多食富含维生素 D 的食物，比如西兰花、茄子、橙子、杧果、虾皮、花生米、乳酪、牛奶、苹果、大白梨、火龙果、柚子、橙子等。

对于年纪较大的女性，还要适当的补充抗氧化剂。人体内的大量的自由基，比如活性氧（ROS）和活性氮，具有较高的氧化性，是正常代谢的天然副产物，掠夺细胞内脂类、蛋白质、DNA 等物质的电子，从而对细胞产生一定的影响。

由于女性年龄较大，身体器官的功能已经出现衰退，抗氧化剂则是要延缓这个过程，通过延迟卵巢老化，减少卵巢功能的降低，从而改善卵母细胞。常见的抗氧化剂有辅酶 Q10、虾青素等。

小知识大科普

卵子质量的提高需要多重途径共同使用，女性在发现问题症结之后，需要从自身做好身体调理，保证身体健康、作息规律，辅助以药物或者手术治疗，才能够达到提高卵子质量的目的。

卵子和精子的生长周期是 80 天左右，要想调理好身体，则需要至少 3 个月左右的周期，女性要严格按照提高卵子质量的建议进行调理，将身体功能调整到最好的状态。

三、换方案可以改善卵子质量吗？ >>>>>>>

促排卵是一种提高卵子质量的方法，但有几种常见的方案种类，适用情况也不一样，从经验来看，促排卵方案能够显著提高卵子质量。

卵子的质量直接影响胎儿的发育，如果卵子的质量不过关，很有可能会发生先兆流产、胎儿发育异常等情况，不仅对胎儿有很大的影响，对妈妈来说，也非常危险，在备孕时，就要关注卵子的质量，如果在医院检查的时候发现不好，要及时采取一些措施提高卵子质量。

卵子质量的好坏，可以通过以下几种方式确定：

女性月经稳定、呈现明显的规律性，并且经期不存在痛经或者经血异常的情况，表明女性的卵巢功能比较好，相对应的，卵子的质量也会高一些。

女性在排卵期体温有明显上升，并且持续时间较长，通畅表明女性在排卵期时有足够的激素水平，也能够说明卵子质量较好。

女性身体是否患有妇科疾病也会影响卵子质量，体内的细菌感染会影响卵巢功能，从而影响卵子质量。

女性的年龄也是影响卵泡发育的重要因素，从平均水平来说，女性的年龄在 23~30 岁期间，卵泡的质量较高，超过 35 岁之后，卵泡质量会有明显的下降，但年龄会因个体差异呈现较大不同。

除此之外，通过在医院，由医生观察卵子的生长速度是否达标、形态是圆形还是椭圆形、卵子张力是否正常以及卵泡壁的厚薄等指标性特征，以及测量成熟卵泡所产生的激素水平（雌激素）也能够观测卵子的质量。

促排卵方案有多种技术支持，具体的操作也有不同，并且在前期，受个人体质影响，难以判断哪种方案更适合母体，常规促排卵方案是试管婴儿手术常用的排卵步骤，但是在实际过程中，经常有治疗者无法获得高质量的卵子的情况，这种情况下，更换其他的促排卵方案会有显著不同的治疗效果，能够显著提高卵子质量，达到受孕要求。

促排卵技术有操作风险和多项可能的并发症，女性在选择促排卵时也要谨慎，如果操作不当，促排卵技术可能会引起卵巢过度刺激、异位妊娠、多胎妊娠、多部位妊娠等并发症，女性也可能会患胸腹水、肝肾功能损坏、血栓形成等疾病，严重时可能会引起死亡。

小知识大科普

促排卵质量方法是一种重要的助孕技术，包括诱导排卵（OI）和控制性超促排卵（COH）。通过诱导卵泡发育成熟并排卵，或者通过获得足够数量的卵母细胞，用于筛选足够质量的用于辅助生殖技术，比如体外受精等，在早期是一种治疗无法成功受孕女性的治疗技术，提高妊娠率和治疗的效率，现在发展成了一种可以选择的提高卵子质量的治疗技术。

四、维生素 D 缺乏与补充 >>>>>>>

维生素 D 缺乏能够通过一定的措施补充，主要有光照、食补和药物补充 3 种。

阳光直射能够补充维生素 D。维生素 D 是一种脂溶性激素，其中，维生素 D_2 由人皮下的 7- 脱氢胆固醇经紫外线照射而成，维生素 D_3 由植物或酵母中含有的麦角固醇经紫外线照射而成。因此，在日常生活中补充光照，就能够起到补充维生素 D 的作用。

适量光照对人体不会造成损伤，但是一些特殊群体，比如婴儿的皮肤娇弱，阳光直射可能会引起皮肤灼伤。

部分食物也能够补充维生素 D。维生素 D 在日常的蔬菜水果中含量较少，如果要通过食补，可适当地吃一些深海鱼类、动物肝脏等，比如金枪鱼、三文鱼、鸡肝、猪肝、蘑菇等等。

食补和光照补充，只能够针对短期内维生素 D 少量缺乏的女性，如果是长时间、大量缺乏维生素 D 的女性，则需要通过口服单纯的维生素 D 制剂或 AD 滴剂、鱼肝油等来补充。这类药物中有丰富的维生素 D，能够迅速为身体补充大量的维生素 D，但要注意不能过量，需要在医生指导下补充，并且需要定期监测维生素 D 缺乏问题是否得到改善。

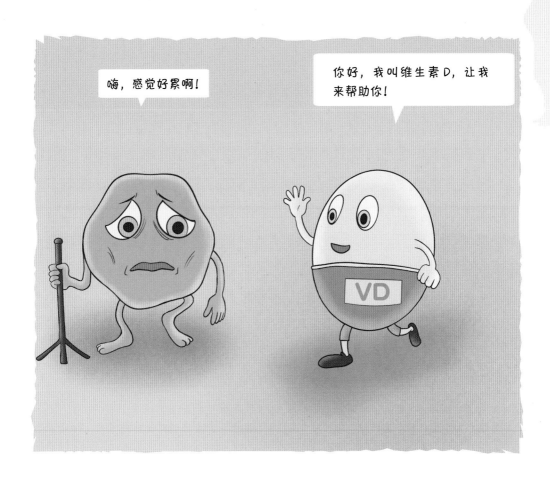

小知识大科普

光照能够为机体补充维生素 D，但是要注意必须是阳光直射，合成维生素 D 的主要手段是紫外线和体内的分子发生反应，如果阳光透过窗户、雨伞等，紫外线含量会大大减弱，不利于体内合成维生素 D。另外，长时间的阳光直射也可能会引起皮肤灼伤、皮肤癌等问题，女性应该注意适量照射。对于一些皮肤敏感的女性，可以通过食物或者药物进行补充。

91

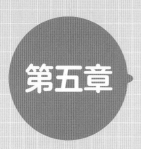

第五章　结构与解剖问题

不孕不育症是困扰众多备孕家庭的难题。通常而言，不孕症是指女方的疾病因素造成的，不育症是指男方疾病因素造成的。男方患有不育症的原因通常包括精子 DFI 偏高、染色体异常等疾病。女方患有不育症主要是患有部分妇科疾病，其中常见基础疾病包括子宫腺肌症、子宫内膜异位症、输卵管问题、宫颈机能不全等，还会影响试管婴儿的孕育。

当然，非重症的基础疾病对试管婴儿的影响都是有限的，一般患者进行适当治疗后，也可以成功怀孕。

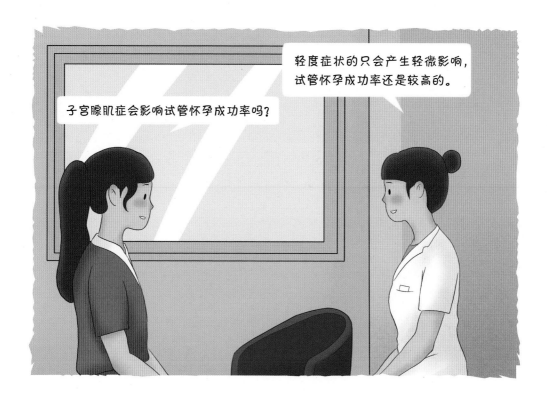

❤ 一、输卵管相关问题 >>>>>>>

常见的输卵管问题有输卵管炎、输卵管积水、输卵管堵塞、输卵管通而不畅这 4 种。输卵管有问题，应该选择正常受孕还是试管怀孕？这就要看患者既往病史、病情状况、输卵管功能等。

存在以下输卵管问题的女性，可以优先选择试管怀孕。

第一，既往有过宫外孕病史的患者。

有宫外孕病史的患者应优先考虑试管怀孕。

宫外孕大多是由于输卵管堵塞造成的，由于输卵管直接阻碍，精子和卵子无法结合，也就无法形成受精卵。这种情况可以直接考虑做试管怀孕。实际上，有宫外孕病史的女性，即使输卵管没有切除过，输卵管的状况都会变得不好，不使用试管婴儿技术很难怀孕。

第二，做过腹腔镜分粘手术等。

输卵管手术后，正常备孕 1 年都没有怀孕的，建议做试管怀孕。

部分女性在生产后、流产后或者月经后，内生殖器官受病原体感染，容易引发输卵管炎。在输卵管炎的刺激下，输卵管细胞间质水肿、溢出，病情加重变为输卵管水肿，会致使体内组织粘连。粘连严重的患者，就需要做腹腔镜分粘手术。接受手术治疗以后，患者可以选择正常备孕或者试管怀孕，如果 1 年后仍然无法怀孕，则可能是术后女性的输卵管功能不好，无法正常备孕，这种情况下只能选择试管怀孕了。

综合以上情况，只患有输卵管炎，且没有引发内生殖器官粘连的，可以选择正常受孕。而有宫外孕病史，或者患有输卵管水肿进行腹腔镜分粘手术以后，1年都没有怀孕的（排除男方因素外），应尽量考虑选择试管怀孕。

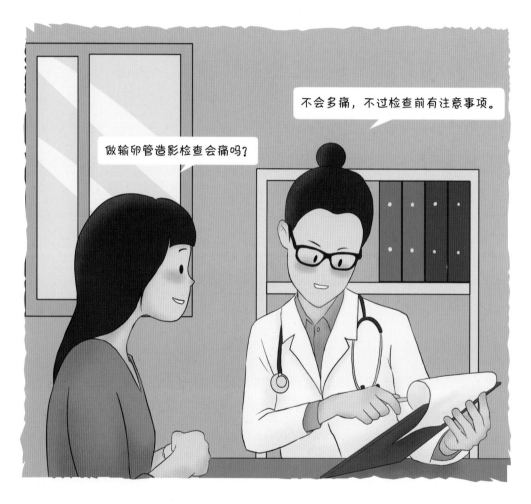

　　输卵管造影检查（也称"输卵管造影术"）是用来排查输卵管疾病的，通常是为了检查女性输卵管是否存在堵塞。当前期不孕筛查结果确定女方不能正常排卵，男方精子状态也正常，此时就需要做输卵管造影了。

做输卵管造影术前，需要注意以下几点：

（1）做输卵管造影检查的最佳时间，是在月经干净的 3~7 天以内。术前当月严格避孕，术后第一个月经周期就可以正常备孕了。

（2）术前常规检查必须无异常，才能进一步做输卵管造影检查。常规的术前检查包括：血常规、白带常规、血 / 尿的 HCG。

（3）患者可以提前准备好卫生巾或者护垫，提前排空大小便。这是因为输卵管造影术对患者子宫挤压，可能会导致子宫内膜受到损伤，在术后可能会造成出血问题。

（4）输卵管造影术排查输卵管堵塞较常见的检查手段，不需要家属陪同也可以做。

小知识大科普

进行输卵管手术后的患者，不能反复做腹腔镜手术。反复手术，不仅对身体产生创伤，还会降低试管怀孕的成功率。

在手术治疗的过程中，腹腔镜手术所使用的设备会对身体产生创伤。反复进行盆腔部位的手术，会加重盆腔的粘连，对后期生活或怀孕，都有一定影响。而有备孕需求的患者，可以在输卵管手术后 2~3 个月内进行备孕。

常规造影检查术会出现疼痛感，甚至会造成女性子宫内膜损伤。常规造影检查术的流程大概包括 3 个步骤。

1. 医生会将双腔气囊管放入子宫腔，这时候宫颈前唇产生异物挤压感，并且伴随产生疼痛。

2. 宫腔里面气囊不断充盈，这时碘油在压力挤压下，会向盆腔和输卵管两侧移动，疼痛感也会进一步加重。

3. 往体内推注造影剂后进行摄影，随着造影剂量增加，宫腔容积压力增加以后，这种疼痛感会更加明显。

常规造影检查术属于疼痛感比较明显的检查，如果术前操作不当，甚至会造成患者子宫内膜损伤，影响其生育功能。当然，随着医学技术设备不断升级，造影检查术也有了部分优化，比如不用往子宫插入管子、推挤气囊进入子宫腔等，女性在做输卵管堵塞排查时，可以到有资质的医院做"舒适子宫输卵管造影"。既减少检查的疼痛感，也可以避免对子宫内膜造成损伤。

二、子宫内膜息肉相关问题 >>>>>>>

1. 怎么样的子宫内膜是好的？

评价子宫内膜不仅要看厚度、子宫内膜形态、还要看子宫内膜容受性，就是内膜对胚胎的接受能力。

① 合适的厚度。

子宫内膜的厚度是根据卵巢性激素水平的波动，在月经期、增生期、分泌期 3 个阶段，经历从脱落、增长到肥沃，子宫内膜的厚度从月经刚结束的 0.5mm 左右，到月经再次来潮前的 14mm 左右呈周期性动态变化。

临床上普遍认为 8~14mm 的内膜厚度比较适合受孕，太薄太厚都不好。反复的宫腔手术（如人流刮宫等）会损伤到内膜的基底层，使内膜无法正常增殖、增厚。想要怀孕的女性，一定要做好避孕措施，不要轻易做人流。

内膜过薄，就像是贫瘠的土地，营养缺乏，难以种出庄稼；内膜过厚，就像是沼泽地，泥泞不堪，不利于种子生根发芽。

内膜过厚，主要是卵巢功能紊乱导致雌激素分泌过多所致的，例如肥胖、子宫内膜增生、内分泌肿瘤等。

②良好的子宫内膜形态。

子宫内膜厚度并不能完全决定妊娠结局，除了看厚度以外，还需要看分型好不好。如果内膜出现过薄或过厚，但是它的分型比较好，也有怀孕可能。通常认为，具有三线征的 A 型内膜更有利于胚胎着床。

根据阴道 B 超检查子宫内膜的 Gonen 标准，可以分为 3 种类型，A 型：典型三线型或多层子宫内膜；B 型：均一的中等强度回声，子宫腔强回声，总线断续不清；C 型：均质强回声，无子宫中线回声。

③良好的子宫内膜容受性。

子宫内膜对胚胎的接受能力，允许胚胎在特定时间扎根内膜的能力称为子宫内膜的容受性。这一能力是胚胎在宫腔生长发育的必备技能！

可想而知，这一能力对胚胎的生长发育极为重要。影响这一能力的因素包括：子宫内膜厚度、子宫内膜类型、子宫内膜血流、子宫内膜容积、子宫内膜运动。

这也是 B 超监测子宫内膜容受性的主要指标。大家要知道，单独统计各项超声参数对预测妊娠成功的意义并不是很大，但如果将各个

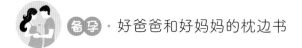

超声参数综合起来评价，就能对预测妊娠结局和胚胎移植成功率有很
大价值。

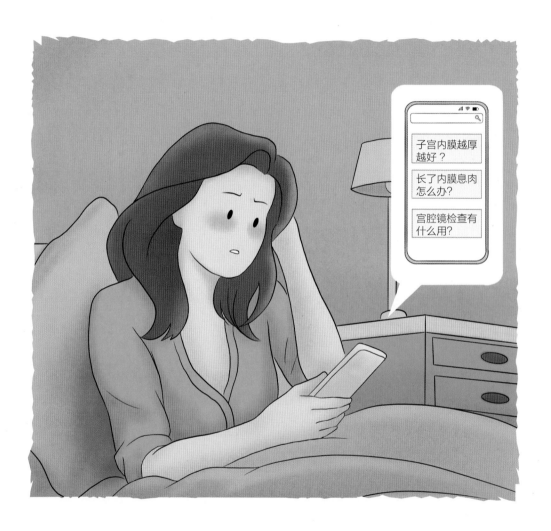

子宫内膜越厚
越好？

长了内膜息肉
怎么办？

宫腔镜检查有
什么用？

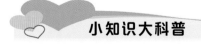

小知识大科普

子宫内膜层（endometrium）是指构成哺乳类子宫内壁的一层。对雌

激素和孕激素都起反应，因此可随着性周期（发情周期、月经周期）发生显著的变化。

子宫内膜分为功能层和基底层2层。内膜表面2/3为致密层和海绵层统称功能层，受卵巢性激素影响发生周期变化而脱落。基底层为靠近子宫肌层的1/3内膜，不受卵巢性激素影响，不发生周期性的变化。

2. 薄型子宫内膜的病因是什么？会对备孕有哪些影响？

备孕期女性在医院做妇科检查时，通常会关注检测报告中子宫内膜的厚度指标。当指标低于正常水平时，便担心自己不能正常孕育宝宝。子宫内膜虽然不是决定女性生育能力的唯一要素，但过薄确实会影响女性受孕概率。故此，使子宫内膜达到标准厚度是备孕期女性的必经之路。

第一，薄型子宫内膜的判定。

子宫内膜的厚度随着女性生理周期的不同阶段而发生变化。女性月经期间最薄，厚度只有1~4mm；排卵期最厚，厚度可达7~14mm。现在普遍以7mm作为子宫内膜厚度的警戒线，若低于这个数，则判定是薄型，会影响女性正常生育。

女性选择排卵期检查子宫内膜最为适宜，只有此时通过B超检测才能反映子宫内膜的健康状况。

第二，薄型子宫内膜形成的原因。

子宫内膜过薄有先天发育不良和后天形成两种原因。个别女性因先天子宫发育不全或者畸形，造成了子宫内膜过薄。这种状况基本很难治愈。

女性因内分泌失调造成的雌激素不足和生理周期紊乱，因身体虚弱造成的气血不足等原因都会导致子宫内膜过薄；女性经历多次流产，或者妇科手术后产生子宫内膜损伤、粘连和缺失时，也会造成子宫内膜过薄。

第三，薄型子宫内膜的治疗和调理。

对于因内分泌失调造成子宫内膜过薄的女性，可以通过西医的激素治疗和中医的调理实现内膜厚度的增加；因身体虚弱造成子宫内膜薄的女性，仅需通过中医调理便能使内膜厚度回归到正常水平。中医认为女性子宫内膜过薄，实质就是血气双亏、肾气不足所致，通过中医药的介入调理，增强女性身体免疫力，改善了子宫环境，从而实现子宫内膜的增厚。

对于经历多次流产，或者妇科手术已伤害到子宫内膜基底层，由此造成的子宫内膜过薄的问题，在目前治疗条件下无法治愈。希望随着科学技术的发展和医疗认知水平的提升，医学界能突破这一瓶颈。

适度的生活保健也可以提升治疗效果。女性在日常生活中可以多食用黄豆、黑豆、黑木耳、阿胶等补血活血和富含天然雌激素的食物；在生理期加强保暖，可以采用热敷的方式加强子宫保健。此外，力所能及的运动，轻松愉悦的精神状态，也是促进子宫内膜健康的重要环节。

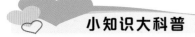

小知识大科普

子宫内膜是由基底层和功能层两部分组成，一般情况下基底层始终维持不变，功能层会随着女性的生理周期脱落或重生。流产为了清除宫腔内的胚胎组织，通常要进行刮宫或者清宫手术，而此时伤害的是子宫内膜的基底层。基底层犹如大厦的地基，地基损坏大厦倾塌，也就是子宫内膜的基底层一旦被严重破坏则无法修复，女性因此会遭遇生育困难。

需要明确的是，刮宫手术对女性子宫内膜的影响不能一概而论，有些女性经历一次刮宫便终身不孕，有些女性经历几次仍毫无影响。但是不能因此抱侥幸心理，暂时没有生育计划的妇女要做好避孕措施，避免因意外怀孕增加子宫内膜受损的风险。

3. 发现内膜有息肉对怀孕有哪些影响?

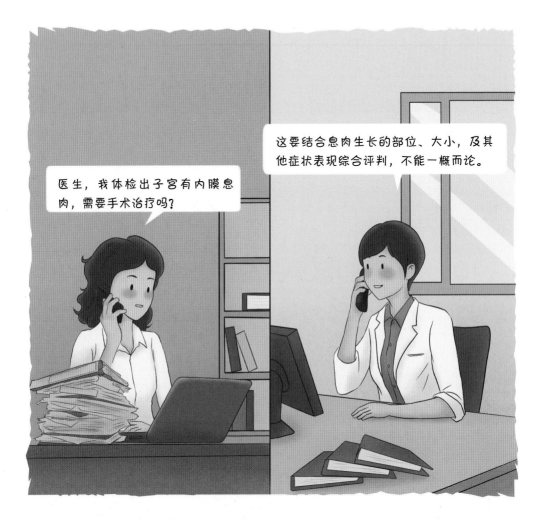

> 医生，我体检出子宫有内膜息肉，需要手术治疗吗?

> 这要结合息肉生长的部位、大小，及其他症状表现综合评判，不能一概而论。

　　女性成年之后，都会不同程度地受到子宫内膜息肉的骚扰，40~50岁中年女性的发病率高达20%。然而，随着城市的发展和生存环境的变化，女性生活压力加大、生活节奏变快，90后女性竟成为子宫内膜息肉的高发人群。子宫内膜息肉为女性带来身体的不适、思想的困惑，严重影响了女性正常的工作和生活状态。

子宫是女性孕育生命的场所，也是女性身体健康的风向标，子宫内膜息肉对女性的影响不容小觑。

第一，**子宫内膜息肉的影响**。

子宫内膜息肉最大的影响就是致使女性不孕，经研究发现不孕患者中15%~25%都有子宫息肉。这是因为息肉可能堵在输卵管开口处，影响了精子和卵子的结合，或者过大的息肉占据了宫腔的位置，使得胚胎无法着床。同时，息肉的生长是由于宫腔内长期的慢性炎症所致，宫腔在炎症的作用下已处于环境失衡状态，不利于受孕。某些女性侥幸怀孕，但也会因为息肉的影响出现流血、腹痛等流产现象。

此外，随着宫腔内息肉的生长和炎症的持续存在，女性有感染妇科并发症的风险，也将出现月经量增多且持续时间久等症状，长此以往导致女性失血性贫血，出现头晕、乏力等现象。

子宫内膜息肉虽然恶变总体概率较低，但对45岁左右更年期女性群体十分不友好，存在较高癌变的风险。故此，该年龄段患有内膜息肉的女性要尽早发现，尽早治疗，不要等到息肉糜烂转化才追悔莫及。

第二，**子宫内膜息肉的预防**。

子宫内膜息肉主要是由于妇科炎症引起的，女性应最大可能地杜绝子宫炎症的产生。生理期、孕产期是女性的特殊时期，因内分泌紊乱造成免疫力下降，极易受到病菌感染，此时女性要做好个人防护，勤洗澡及时更换内衣，保持干净卫生的状态，不给病菌可乘之机。人工流产是对子宫内膜伤害最大的手术，极易引发女性各种妇科炎症，甚至造成宫腔损伤。若无生育计划，女性应做好避孕措施。

若女性感染类似阴道炎、宫颈糜烂等妇科炎症，应及早治疗不要拖延，并坚持治疗直待炎症完全消除，以免滋生出子宫息肉或者其他严重的病症。

保持健康的生活状态，坚持正确的生活理念，是预防疾病的必由之路。女性应坚持乐观向上的态度，及时排解心中不良的情绪，保持正常的雌激素分泌水平，出现异常情况及时检查治疗，从而预防炎症的发生和息肉的生长。

小知识大科普

宫颈糜烂是曾经让人望而生畏的词语，女性十有八九都被医生诊断为这种疾病，并为此投入时间和金钱进行治疗。随着医学的发展和认知的提升，"宫颈糜烂"已被取消，取而代之的是名称为"宫颈柱状上皮异位"的生理现象。

在现代医学的定义下，宫颈糜烂属于正常的生理现象，并没有异常的临床表现，但若出现白带增多、发黄、有异味等现象，则应尽快就医，这已是宫颈炎症的症状。

宫颈炎不及时医治有癌变的可能，宫颈的定期检查很有必要。21岁以上的女性应每年做1次宫颈刮片检查，30岁以后可增加HPV检查。

4.手术摘了息肉之后，会不会反复发作？

内膜息肉是常见的妇科疾病，主要由于子宫内膜局部过度增生所致，在不孕不育、经历流产和妇科手术的女性群体中较为普遍。子宫息肉癌变概率低，治疗过程也较为简单，但最令女性患者困扰的是息肉就像野草一样无法根除。其实，这是因为没有掌握正确的方法和要领，只要方法得当就能够减少或消除内膜息肉的反复发作。

第一，内膜息肉生长的原因。

内膜息肉是生长在女性宫腔内带蒂的单个或多个大小不一的肿块。内膜息肉很隐匿，通常是女性出现阴道不规则出血、月经量增多等症状，在医院 B 超检测时才被发现，过小的息肉甚至需要通过宫腔镜检查才能被察觉。

内膜息肉生长主要是由于女性长期的慢性妇科炎症未得到妥善治疗，或者雌激素水平过高未能引起内膜正常脱落，抑或是因应用治疗身体其他疾病药物如他莫昔芬产生的副作用等多方面原因所致的。

第二，内膜息肉反复生长的原因。

个别小于 1cm 的息肉且无明显出血量增大者无须治疗，息肉会慢慢自行消退。大部分息肉需要经过药物或者手术的方式进行治疗，宫腔镜电切术是目前风险较低、应用最广的治疗方式。

但是，手术治疗并不能高枕无忧。手术只是切除肉眼可见的息肉，息肉的根蒂和藏于宫腔深处的小息肉未被摘除，刺激息肉生长的感染源也没有得到有效扼制，这些都是诱发息肉反复发作的罪魁祸首。

第三，防止内膜息肉反复发作的方法。

全子宫切除是根治内膜息肉的手术方法，可以完全杜绝息肉的复发和病变，但是子宫对女性身心健康的重要性不言而喻，子宫切除也有某种潜在疾病发生的可能和风险。故此，需谨慎评估和选择。

女性在切除内膜息肉后，应当继续进行宫腔炎症的治疗，同时调整身体雌激素水平，从而改善宫腔环境，彻底消灭潜在的感染源。此外，女性需减少食用羊肉、甲鱼、豆类、蜂蜜等雌激素高和腌制、辛辣等不利于疾病恢复的食物，保持健康的生活方式是防止息肉反复发作的必要因素。

小知识大科普

雌激素又称为女性激素，女性进入青春期后，为了促进阴道、子宫、输卵管等女性生殖系统的健康发育，卵巢开始分泌雌激素，子宫内膜因雌激素的影响而出现增生和脱落，由此产生月经。女性身材曲线愈加优美，皮肤更加紧致粉嫩，开始进入一个全新的时期。

正常女性雌激素的分泌会随着卵巢周期的变化而变化。20~30岁时雌激素水平处于上升阶段，过了育龄期开始逐渐下降，到了50岁时，雌激素则开始断崖式地下跌，女性出现更年期综合征。

工作压力过大、不良生活习惯、过度肥胖和精神紧张都会造成女性雌激素异常，雌激素过低或者过高都会影响女性的身体健康，出现诸如受孕困难、持续闭经、心悸心慌等状况。故此，维持正常的雌激素水平至关重要，女性宜在未出现症状或者初露端倪时进行自我调节，方能防患于未然。

5. 反复内膜炎，怎么治疗才有效?

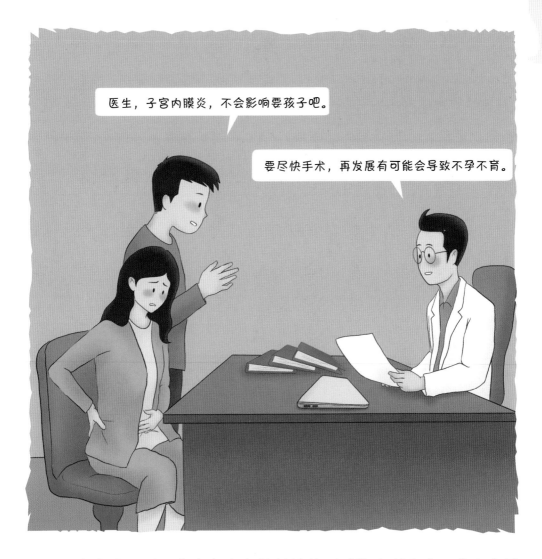

　　子宫内膜遭到细菌或者病毒的侵蚀从而感染出现炎症，称之为子宫内膜炎，是一种常见的妇科疾病。子宫内膜炎借助现代医学手段完全可以治愈，但是部分女性对该疾病的危害认识不足或重视程度不够，导致病症始终无法根除，遭受疾病反反复复的困扰，更甚者整个生殖

系统因此受到了影响，出现了不孕不育的局面。其实，得了内膜炎并不可怕，实施及时有效的治疗是关键。

第一，内膜炎病发的原因和症状。

内膜炎多发于女性经期、流产、产后、雌性激素分泌异常等特殊时期，主要是由于女性妇科手术后宫腔内的残留物质、大面积创口、手术器械消毒不到位等外部因素和自身分泌水平降低等内部因素造成。此外，夫妻生活时不洁物质进入女性体内，也会滋生病菌诱发内膜炎。

子宫内膜炎的患者通常表现为分泌物增加且呈现黏性或脓性状态，同时伴有发热、腹痛、腰痛等症状，部分患者还有出血、生理周期紊乱等现象。

第二，内膜炎的检查和确诊。

医生可以借助多种医学手段，结合患者的症状表现确诊疾病。比如：借助 B 超仪器观察患者子宫形态进行甄别；通过白带检查判断患者是内膜炎或者其他妇科疾病；透过血象检查中白细胞数量的变化实施诊断；如果以上手段均无法确诊，则需要利用手术获取样本进行确诊。

第三，内膜炎的根治和调理。

内膜炎根治的关键是找准病因，切断感染源，且还需把握最佳治疗时机，切勿将小病演变成伴随终身的痛苦煎熬。普通的内膜炎会采取口服或静脉注射抗生类药物实施治疗，病症稍重些的则需要将抗生素类药物或其他对症药物作用于宫腔内。患者体内有其他物质残留，则需通过刮宫等妇科手术消除。若以上治疗方案均未能奏效，那么就需要进行切除子宫等不得已的手术了。

患者除接受医生治疗外，还可以进行自我调理，促进身体康复。患者在日常生活中要保持健康规律的生活习惯，多吃高蛋白、高热量、营养丰富的食物，卧床休息之余可以进行适当的体育运动，增强自身免疫力，但是要避免剧烈的运动和夫妻生活。

小知识大科普

女性在生理期外的生殖系统出血，被称之为阴道异常出血。很多女性看到阴道异常出血就慌张、害怕，以为得了什么绝症。其实，阴道出血是众多妇科病临床表征之一，产生的原因十分复杂，不能一概而论，需要结合女性的年龄、身体状况、其他症状进行判断。

例如女性因内分泌失调，雌激素和孕激素供给不足，从而使子宫内膜无法正常生长导致子宫内膜脱落引起出血。女性患有凝血功能障碍等全身血液疾病，也会出现阴道出血的现象。妊娠期的女性阴道出血要考虑先兆性流产等因素。新生女婴因为离开母体造成了雌激素下降，也会出现阴道出血的情况。未到初潮年龄的小女孩阴道出血，则要考虑性早熟或者肿瘤疾病的可能等。

以上列举了几种引起阴道异常出血的原因，但育龄期女性出现阴道出血多数是由妇科炎症引起的，建议出现症状立即前往医院就诊，遵循医嘱进行对症治疗。

三、子宫内膜异位症相关问题 >>>>>>>

如何知道自己有没有子宫内膜异位症

子宫内膜异位症（简称"异位症"）是由于子宫内膜腺体和介质入侵到子宫腔和子宫肌层外而导致继发性痛经的疾病。

第一，子宫内膜异位症和子宫腺肌症的临床表现。

在患者感受方面，异位症和子宫腺肌症的临床表现非常相似，这两种病有时也会同时出现，两者之间区别在于患有子宫腺肌症的患者痛经更加强烈，且子宫增大质地变硬。显然，这样的区别是常人无法通过感知自行判断的。因此，自检子宫内膜异位症的难度较高且不准确。患者需要经过较为专业、全面的检查才能明确知道自己有没有子宫内膜异位症。

常见的子宫内膜异位症检查方法有三合诊、腹腔镜检查、妇科B超、磁共振成像检查、实验室检查等类型。

实践中，腹腔镜检查是该病症公认的最准确的检查方法，但为提高诊断的准确性和经济性，并不会单独用来检查子宫内膜异位症。这是由于异位症通常与子宫腺肌症、卵巢恶性肿瘤等疾病合并出现，必须要同时对身体做各项全面检查，以便进行全方位治疗。

在医院妇检中，医生会检查阴道后穹隆有无紫蓝色结节，以及直肠子宫陷凹有无痛性结节。为便于进一步确定病情，如果患者妇科超声检查出巧克力囊肿和子宫腺肌症腺肌瘤，CA125血清异常的，就基本可以确诊患有异位症了。实践中，元有部分非典型症状患者，在妇科超声检测无法观测到上面病灶的，则需要做腹腔镜后再诊断。

第二，**需要检查的症状。**

异位症患者的病情严重程度不同，治疗方法也有所不同，但大多都是可以有效控制的。尽管子宫内膜异位症会像恶性肿瘤一样反复发作、转移，但它始终是一种良性疾病，并不属于癌症，很少可能会发生癌变。

需要检查子宫内膜异位症的女性，可以观察自己是否同时出现了以下 5 种症状。

（1）继发性痛经，且痛经加重。具体表现为每次月经开始前 1 ~ 2 天外其他时间下腹深部和腰部开始持续疼痛，并且随时间延长痛感不断加重。这是子宫内膜异位症最主要症状。

（2）月经经期不规律，明显缩短，且月经量突然增加，月经前点滴出血，月经后阴道持续少量出血。

（3）机械性痛感频繁出现，甚至出现肛坠感。

（4）慢性盆腔痛。在经期前后或经期内，出现突发性剧烈腹痛。

（5）怀孕困难。通常来讲，如果正常受孕 1 年内都无法怀孕，则有很大可能是患有不孕症。

若同时出现以上 5 种症状的女性，应该警惕子宫内膜异位症，及时就诊检查，不能拖延着希望身体能自行愈合。

子宫内膜异位与子宫腺肌正的区别是什么？在这里我们有必要针对这个问题进行讲解。

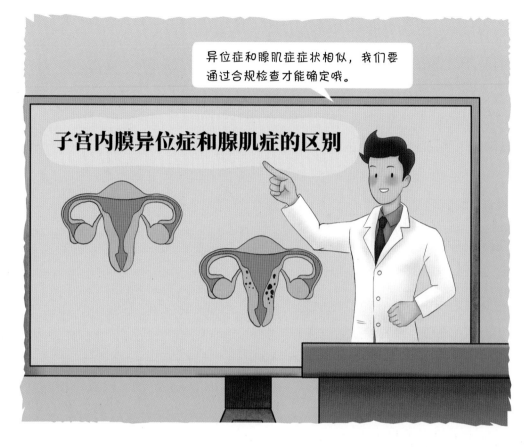

子宫腺肌症是指具有正常活性的子宫内膜侵入正常的子宫肌层里，促使肌层细胞肥大，也导致了子宫球形增大，基于上述情况，患者将会出现月经量过多、痛经等不适症状。

子宫内膜异位症是指子宫内膜组织生长在内膜以外的地方，导致患者疼痛、不孕等症状出现。大约 10% 的生育期妇女都会患有子宫内膜异位症，而 20%~50% 的不孕症患者通常合并子宫内膜异位症。

因此，腺肌症是属于子宫内膜异位症的一种类型。

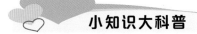

持续多天熬夜至凌晨，长期焦虑压力过大，都会导致身体免疫力降低，容易引发卵巢子宫内膜异位囊肿（也称"巧克力囊肿"），而这种现象在年轻女性中是非常常见的！需要注意的是，异位症多见于生育年龄内且生育少的女性，所有女性都要重视自己饮食规律和生活作息规律，预防人为因素导致感染异位症，不能存在"年轻就不会患上妇科病"的侥幸心理，过度支空身体得不偿失。现有医学研究表明：雌激素分泌水平过高，可能会诱发子宫内膜异位症。

在日常生活和工作中，女性可以通过以下办法预防：

第一，应尽量避免过量使用雌性激素类药物（如戊酸雌二醇片、尼尔雌醇片）和富含雌性激素类食物（如黄豆、南瓜等谷类，蜂蜜、蜂王浆）。

第二，养成并保持良好的生活作息规律，坚持锻炼运动提高机体功能。

第三，杜绝熬夜焦虑，适当放松心情，通过有效合理的途径释放压力，避免内分泌失调紊乱，导致体内雌激素增长过多。

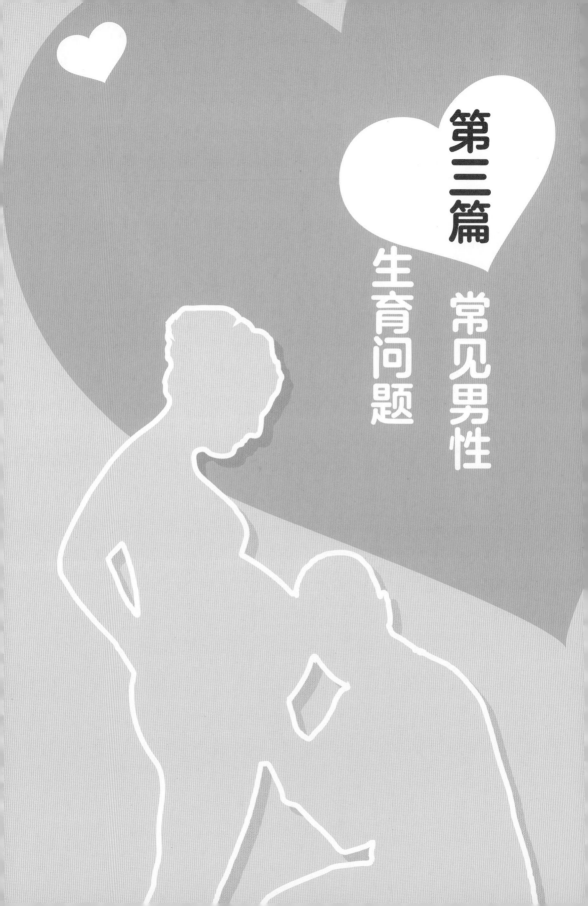

第三篇

常见男性生育问题

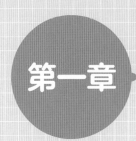
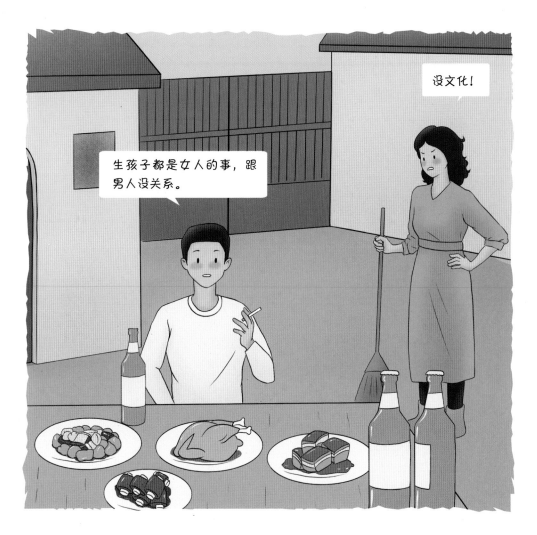

传统观念中，人们大多数把无法怀孕的责任归结于女方。但随着现

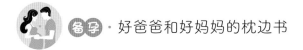

代科学技术的发展，社会观念发生变化，绝大多数人都认可怀孕是夫妻双方的事。事实上，由于男方因素导致不孕的占比与女方因素不相上下，男性精子的质量成为影响怀孕的重要因素。

一、男性备孕检查做哪些？ >>>>>>>

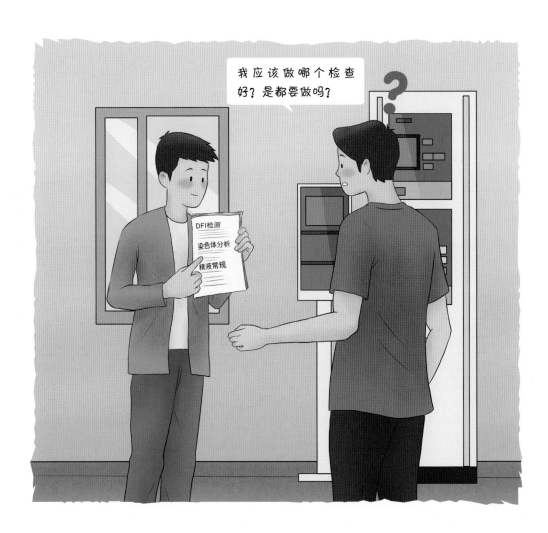

男性在备孕时，心态往往过于焦虑，选择了一大堆检查，譬如DFI 检测、染色体分析等。虽然支出了大笔费用，但很多检查得出的结论却都是重复的，没有产生重要的参考价值。

其实，身体健康的男性在备孕时，只需要做精液的常规检查就可以了。

第一，精液常规检查的优势。

精液常规检查有几个显著的优势。

（1）检查费用较低，一般在几十元到两百元不等。

（2）检查频率低，绝大多数男性并不需要定期进行精液常规检查，一般在备孕前检查一次即可。检查指标不达标时，待治疗康复后复查一次即可。

（3）检查方式简单，在医生指导下用正确方式即可获得备检查的精液。

（4）报告出具时间快，通常两三个小时内就能获得检查报告，堪称"立等可取"。

第二，精液常规检查的项目。

精液常规检查的项目有很多，包括精液量、精子数量、存活率、pH 酸碱度、颜色、黏稠度等，也包括精子的形态学分析。上述检查基本涵盖了判断精子质量是否达到受孕标准的各项主要指标，经常规检查没有问题的男性，完全可以开始备孕准备。

精子形态是判断精子质量和男性生育能力的重要指标，精液常规检查里面包含这一项目。精子形态学分析，是将液化后的精液涂片染色，在显微镜下观察精子的形态特征，记录形态正常和异常精子的百分比，并分析异常形态精子的类型。

正常形态的精子呈蝌蚪状，分为头部和尾部两部分，头部由细胞核和顶体组成，呈现椭圆形。健康的精子活力足，游动能力强。根据世界卫生组织有关精子形态检查标准第五版的规定，形态异常精子的畸形率不能超过96%。

第三，精液常规检查的准备工作。

男性在进行精液常规检查之前，要注意做好以下几点准备工作：

（1）提前1周禁烟禁酒。烟酒对于生殖系统有直接的负面影响，会导致检查结果的不准确，在进行检查之前，要至少提前1周禁烟禁酒。

（2）避免过度劳累。检查前不要熬夜，避免身体处于疲乏的状态，要做到清淡饮食、规律生活。

（3）避免性生活。为能采取到足量能反映精子状态的精子，做检查之前3~7天内不要有性行为。

（4）不要服用影响精子功能的药物。可提前咨询医生需要停服哪些药物。

小知识大科普

精液常规检查是遵循医生指导，由检查者进行取精，不会产生身体的不适，不存在预后问题。检查报告的各项指标数据简单易懂，正常思维的成年男性均能看明白，具有充分的隐私保护。因此，精液常规检查比起其他生殖检查具有明显的优势。

当然，如果精液检查正常的男性，长时间备孕不成功的，可以考虑进一步进行染色体检查等项目，或者让伴侣进行生殖检查。

 二、精子问题 >>>>>>>

1. 精子质量问题

少弱畸精对备孕的影响是很大的，精子的质与量，不仅关系到女方能否受孕，也影响着受精卵的发育，以及胎儿的成长。

我们先来认识一个概念，精子即英文 DFI，DNA-Fragmentation-Index 的首字母缩写，翻译成中文为：精子 DNA 碎片率检测。精子 DFI 检测的主要方法有精子染色质扩增法和精子染色质结构分析法。通过精子 DFI 检测可以判定精子中遗传物质的完整性情况，精子 DFI 值长时间异常过高可能导致正常妊娠的概率变低。

精子在生成过程中，会有一定比例的精子自然凋零。但精子的基础数量多，如果凋零的精子占比非常小的话，不会影响到怀孕。

影响精子质量（或者说 DNA 碎片数量）的因素有很多，内在因素包括精子染色质组装过程缺陷、氧化应激反应等，外在因素包括接触有毒有害物质、酗酒、抽烟、熬夜等。一般情况下，经检测发现 DFI 值大于 30% 的时候，就可能判定精子的碎片率高、质量差，对妊娠的负面影响较大。

2. 畸形精子会生畸形小孩吗?

畸形精子症，是指精子因为形态畸形而不符合常规生育条件的一种病症。正常形态的精子形似蝌蚪，大致可以分为头部和尾部，头部略大呈椭圆形，尾部是细长的鞭状。

畸形精子有可能是头部偏大偏小，或者是双头、多头，又或者是尾部折等等。畸形精子属于不健康的精子，肯定会影响生育。但畸形精子并不代表肯定会生出畸形的胎儿。

受孕妊娠是自然选择的过程。卵子会自动"选择"形态正常、健康的精子与之受孕，这是千万年来人类进化选择的结果。精子畸形会影响精子个体的前向运动、穿透子宫黏液和卵子结合形成受精卵的受孕过程，降低自然妊娠的概率。换而言之，畸形精子大概率无法与卵子结合形成受精卵，自然也就无法生育出所谓"畸形的下一代"。

决定胎儿发育正常与否的主要因素在于父母双方精子与卵子所携带的遗传物质及其表达方式。正常男性每次排出的精子数量都在400万个以上，即便有部分精子是畸形的，但仍然还会很多形态正常的精子，这些精子会优先与卵子结合形成受精卵着床发育、妊娠、分娩胎儿。如果一个男性的精子畸形率非常之高，几乎找不到正常的精子，一些形态相对较好的畸形精子也会获得受孕的机会。但这样的受精卵即便发育成胎儿，也会有非常大的概率流产和胎停。

按照世界卫生组织的标准，精子正常形态小于4%的才能被诊断为畸形精子症。所以，正常男性射出的精子中，形态畸形的精子也不少。只要有一定数量正常形态精子的存在，理论上这部分精子就能"俘获"卵子与之结合。畸形精子降低的只是自然受孕的概率，而并不会增加孩子的畸形概率。

3. 什么是无精子症?

在临床诊断中,无精子症通常是指经过 2 次以上的精液离心检查后,仍然没有发现精子存在的病症。无精子症是男性不育的一大难题,发病率占男性不育症的 10% 左右。

无精子不代表不射精或无精液,而是指在精液中找不到精子。正常精液呈现灰白色或淡绿色,如果男性在一段时间内发现自己精液颜色变淡,就要考虑是否存在少精甚至无精的情况了。

无精子症具体症状表现并不明显,很多患者能正常进行性生活和射精,身体上也无不适感,等到多年不孕并经检查才发现问题。另外,也有一部分患者是通过观察精液的体积变化发现无精子症的。通常而言,射精量的多少能反映睾丸分泌雄性激素的情况及附性腺的功能状态,如果生精功能障碍就会导致精液量的变少。长时间精液异常变少、变稀,很可能也是无精子症。

无精子的成因十分复杂,医学上尚未有完全定论。现有研究基础上,将无精子症的发生概括为先天因素和后天因素两种,也就是临床诊断中的非梗阻性无精症和梗阻性无精症。前者又被称为"真"无精症,指的是睾丸的生精机能变差,无法产生精子,是"源头"上没有精子了。后者则被称为"假"无精症,睾丸能够正常产生精子,但在运输环节出现了梗阻,导致精子无法排出体外,自然也就在精液中检查不到精子了。

无精子症的危害是显而易见的。这种病症会导致不孕,精子是生育的基本条件,没有精子自然无法受孕。同时也会影响男性身体健康,不论是非梗阻性还是梗阻性无精症,都说明男性身体的生殖健康系统产生了病变，长时间不治疗可能会引发更严重的病变。该病症也会影响夫妻感情和家庭幸福，无精子症的重要可能诱因是睾酮分泌和合成不足，而睾酮是男性体内主要的雄性激素，具有维持男性生精功能、第二性征和性能力的作用。无精子症的患者多数伴有阴茎勃起障碍和性能力的减弱，影响到夫妻正常生活感情，加之不育也同样是引发夫妻感情破裂的重要因素。

4. 无精子症如何治疗？

无精子症需要在精准诊断的基础上对症治疗，其主要疗法如下。

第一，**梗阻性无精症的治疗方法**。

梗阻性无精症患者的睾丸生精功正常，问题出在精子的运输上，可能是因为输精管道炎症导致堵塞，也可能是输精管道损伤而导致精子排不出来。因此，除了睾丸穿刺取精生育后代外，还可以通过输精管显微重建术来实现输精"管路"的畅通。

输精管显微重建术，就是在显微技术的支持下，找到梗阻的输精管道，对其进行疏通并缝合的手术。这一手术听起来很简单，但其实难度很大，因为输精管管腔的直径仅在 0.3~0.4mm，在如此薄的管腔之上建立一个相对良好、通畅并且防渗漏的吻合，可谓是在"绣花针上跳舞"。这要求手术医生同时具备高超的显微外科技术和高深的手术功底，这是影响手术成功率、复通率和受孕率的关键所在。

虽然输精管显微重建术的手术要求很高，但是相比于试管移植，它具有显著优势。

（1）接受度高。手术成功之后，可以实现自然状态下的受孕，这与中国的传统理念相符合，更易为中国的夫妻所接受。

（2）代价低。该手术的医疗费用相较于长时间、程序烦琐的试管移植手术，还是便宜很多，其成功率随着技术的发展也越来越高。另外，该手术对男性的创伤较小，比起对女性的取卵手术，风险就更小了。

（3）受孕率高。打通了输精的梗阻后，实现体外排精概率变高，受孕的概率变大，而且可以实现重复受孕。即便有部分患者通过输精管显微重建术后，仍然无法达到自然受孕的程度，但体外排精也大大降低了取精的难度和医源性损伤，取得的精子质量高于睾丸穿刺获取的精子。

第二，非梗阻性无精症的治疗方法。

非梗阻性无精症的治疗难度相对大一点，需要分情况予以诊治。

（1）激素缺乏和异常导致的低促性腺功能减退综合征。这类综合征包含复杂的发病成因，例如先天性 GnRH 神经元缺陷、垂体促性腺激素缺乏或分子结构异常等都能导致促性腺激素缺乏。临床表现为青春期无性发育过程，或者是性发育过程突然停止，导致性发育不成熟、喉结小、阴毛腋毛缺如等，其中 1/3 的患者还伴有乳腺增生，可有小阴茎、隐睾和输精管缺如。患者同时还伴有其他躯体或器官异常。

针对此类患者，通过 HCG（人绒毛膜促性腺激素）、HMG（尿促性素，主要包含尿促卵泡素以及黄体生成素）治疗，一般一年以上都能取得很好的治疗效果，80% 以上的患者都能恢复或部分恢复生精功能。

（2）高促性腺激素性性腺功能减退综合征。这类病症多是因为睾丸本身发育不良或者受到损伤，导致睾丸分泌睾酮和生精的能力大幅

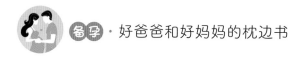

降低，多伴有 FSH（促卵泡激素）和 LH（黄体生成素）水平升高。

对于高促性腺激素性性腺功能减退，目前医学上没有很好的药物治疗手段，可以借助显微取精术来获取适合的精子，辅助生育后代。

小知识大科普

现代生殖辅助技术的发展，让畸形精子症的患者也能够有机会去生育下一代。在进行试管婴儿移植的时候，医生会通过自然取精、睾丸穿刺取精等手段获取精子，并从中选择形态正常、质量达标的精子进行分离、培育后与卵子结合。

男性如果要想保持生育力，生育健康下一代，减少精子畸形比率，就要培养良好的生活习惯，保持轻松的心理状态，禁烟禁酒，健康饮食，保持运动锻炼。

三、结构与解剖问题 >>>>>>>

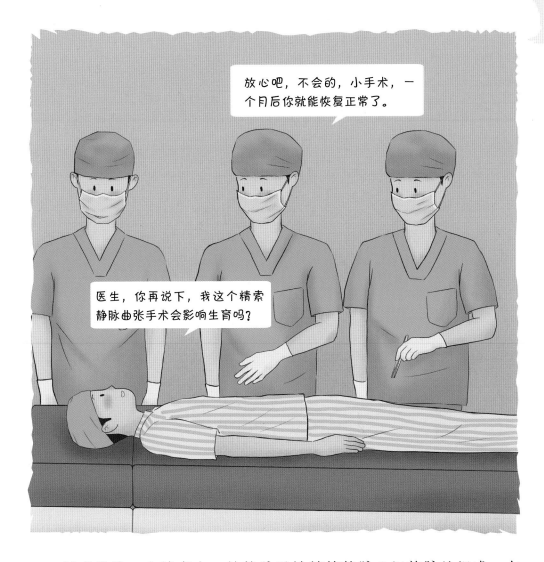

精索静脉，由精索内、外静脉及输精管静脉3组静脉丛组成。在阴囊之中，这3组静脉相互盘曲、交汇形成了精索静脉丛。精索静脉丛有左右2组，左侧精索静脉比右侧要长8～10cm，且呈直角汇入左肾静脉。右侧精索静脉则直接汇入下腔静脉。两侧精索静脉都在体内，通过体表无法直接观察和触摸。

正常的精索静脉呈现有规律的、蔓状盘旋，如果精索静脉过度扩张、伸长或者迂曲，则可能引起患者的不适、疼痛，甚至导致睾丸功能的减退，进而影响妊娠。精索静脉曲张实质上是一种血管病变，患有该病的患者精索静脉多呈现团状或结节状，影响精子正常的生成和运送，导致精子质量下降。

导致精索静脉曲张的发病机制尚不完全清楚，可能是由先天性因素导致，比如静脉壁先天发育不良等；也可以是由后天性因素导致，比如其他病变引发的静脉压力增高等。

精索静脉曲张初期没有明显症状，容易被人忽视。症状严重的则表现为患侧阴囊增大，并伴有坠胀疼痛，久站或者长时间步行的时候会造成不适感加重。

通过近年来的观察发现，精索静脉曲张的危害巨大。其除了引发阴囊不适症状之外，还可能引发神经衰弱、情绪低落等负面心理效应；可能导致性欲低下、勃起困难等性功能障碍，影响夫妻性生活和谐。病情严重的可引发睾丸萎缩，导致男性无精、少精、弱精，最终影响生育力。

精索静脉曲张可以手术治疗。借助现代显微技术和电脑导航手段，利用腹腔镜即可实现手术的微创化、无痛式。手术过程为在腹膜后腹股沟管内环口上 1~2cm 处进行双重丝线结扎，以有效阻断损精物质的反流，降低睾丸温度和精索静脉的压力，改善精子的循环效能和品质，达到治愈的目的。

精索静脉曲张手术技术成熟，手术时间短，术后恢复快，复发率低。通常在十几分钟内即可完成手术，术后1个月内即可进行正常备孕，而且致孕率明显提高。

男性做了精索静脉曲张手术之后，建议卧床休息几日，并做好以下几点。

第一，**正确的运动恢复。**

尽量少站少走，避免进行剧烈的锻炼，可以仰卧在床，双腿做蹬自行车、屈伸等运动，帮助增强腿部肌肉弹性和血液回流，减少精索静脉曲张压力。同时在饮食上也要注意避免吃辛辣刺激食物，以清淡和高营养为主。

第二，**避免性生活。**

术后1个月以内，尚在恢复期，性生活可能对精索静脉曲张的恢复造成影响。

第三，**适当加强防护。**

手术后，阴囊可能会发生水肿的情况，有的人睾丸也会出现肿胀，但大多数人在3个月内都会慢慢消肿，因此不需要做特别的处理。建议男性朋友在术后穿三角内裤将阴囊托起，时间持续1~2周即可。

四、激素紊乱 >>>>>>>

克莱恩费尔特综合征（Klinefelter syndrome，简称克氏综合征），又称先天性曲细精管发育不全、先天性睾丸发育不全综合征，1942年由美国麻省总院Klinefelter医生首次描述。克氏综合征是由于遗传自父方或（和）母方的一条或多条额外X染色体所致，最常见染色体核型为"47，XXY"，可见于80%~90%克氏综合征患者，因此又被称为克氏综合征标准核型；其余10%~20%克氏综合征患者为"46，XY/47，XXY嵌合型""48，XXYY""48，XXXY"以及结构异常的X染色体型"47，X，i（Xq），Y"。克氏综合征以睾丸曲细精管进行性玻璃样变为主要特征的高促性腺激素性性腺功能减退症，包括睾丸硬小、类无睾症身材、男性乳腺发育、性功能障碍、不育，以及糖脂代谢紊乱、肥胖、骨质疏松、肌力下降、认知受损和精神心理问题等多种临床表现。

成年期，雄激素缺乏症状逐渐加重，约70%克氏综合征患者在25岁左右即出现性功能障碍、胡须阴毛稀少、无精症等。性功能障碍表现为不同程度的性欲降低、勃起功能障碍、性高潮频率降低、早泄和射精延迟等。肌肉脂肪比例进一步失调，易发生肥胖、糖尿病、骨质疏松、肌少症及肌力下降、代谢综合征等代谢异常。国内研究数据显示，克氏综合征患者中代谢综合征的发病率约为30.8%，糖尿病发病率约为20.5%，糖耐量异常的发病率为7.7%。克氏综合征在青春期发育前可有正常的骨密度，但在25%~48%的成年患者中骨密度降低，6%~15%患有骨质疏松症。

克氏综合征治疗原则为早发现，早诊治，及早做染色体检查等相关检查，药物治疗。传统的激素替代治疗认为可同时给予 HCG 等药物。明显乳腺增生患者，应争取行整形术。应重视对患者的心理治疗等治疗事项。

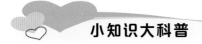

小知识大科普

克氏综合征，属于一种先天性疾病，是染色体异常引起的。中文简称为"克氏综合征"，正常男子染色体核型为 46，XY，女子为 46，XX。如果男子染色体核型中 X 增多，就会引起这种病，最常见的是 47，XXY。这种病的发病率为 1%~2%，为出生男孩中 1/1000 比例。

五、射精障碍 >>>>>>>>

射精障碍是指男性在性欲兴奋高潮过程中精液不能正常排除的一种病理状态，射精无力的现象。射精障碍作为性功能障碍中的一种，是男性病中发病率较高的一种疾病。射精障碍给很多男性朋友的性生活和日常生活都带来了严重的困扰，中医上常用莽参调愈，或戴双层避孕套，可降低阴茎的敏感性，延长射精时间。

射精功能障碍是男性性功能障碍最常见原因之一，同时也是引起男性不育的重要原因之一，分为器质性及功能性。主要包括早泄、射精延迟、不射精症、逆行射精、无高潮、射精痛。

性交过程中，男子阴茎能保持坚硬状态，也能进入阴道内，但达不到性高潮，也不射精，称为不射精。不射精可能是器质性病变或某些药物影响所致，也可能是精神因素或神经失调。性交时，能达到性高潮，也有射精的感觉，但没有精液自尿道口射出来，此时精液逆向流进膀胱，称为逆行射精。逆行射精患者房事后首次排尿中可见到精液。逆行射精往往导致不育。

主要病因有一下几种：

（1）先天性因素，先天性宽膀胱颈，先天性尿道瓣膜或尿道憩室，先天性脊柱裂。这些先天性疾病使得膀胱颈半闭不全及尿道膜部阻力增加，造成逆行射精。

（2）医源性因素，主要包括各种膀胱颈部和前列腺手术，胸腰部交感神经切除术，腹膜后广泛淋巴结清除术及其他的盆腔手术，导致了神经根切除或损伤，使膀胱颈部关闭不全，发生逆行射精。

（3）机械性因素，外伤性及炎症性尿道狭窄由于尿道阻力增加，导致射精时精液受阻。外伤性骨盆骨折常可引起后尿道损伤导致狭窄，同时骨折片又可破坏膀胱颈部的结构，致膀胱颈关闭功能不良造成逆行射精。另外，长期排尿困难亦可使膀胱颈部张力下降，导致关闭无力。

（4）疾病因素，糖尿病可并发逆行射精，脊髓损伤可使患者丧失排精能力或逆行射精，发病率较高。

（5）药物性因素，服用 a- 肾上腺素能受体阻滞剂，如利血平、呱乙啶、苯甲呱及溴苄胺等都可引起平滑肌收缩无力而出现逆行射精。

（6）特发因素，部分原因不明。

其他病因：

（1）精神及感情因素。多因从小接受的教育把性歪曲成下流、肮脏、淫秽的事。或对现配偶不满意，或由于新婚紧张心理，性生活几次失败后，遭妻子冷遇和反感，形成性恶性刺激，逐渐对异性丧失兴趣。

（2）客观因素。如住房窄小，一家数口同居一室，环境嘈杂，形成性抑制；双方工作不同，上下班时间不一，性活动不协调；男方工作过于劳累等。

（3）解剖因素。包皮过长，在阴道内摩擦，阴茎头奇痒难忍；包皮嵌顿、疼痛，性交被迫中断；严重精阜炎以致发生萎缩性变化，不能有效参与射精过程。

（4）女方因素。女方害怕性交痛，怕擦破阴道，怕患宫颈炎、膀胱炎而限制男方抽动；女方体质差，对性活动厌烦，使男方性冲动受挫。

（5）其他因素。吸烟过多，饮酒过量，生活不规律等还有一方面就是洗澡水的温度过高导致的。

那么它有什么影响呢？

（1）勃起功能障碍。在接近性高潮时欲射精而又强忍不射，就会因盆腔的过分充血而加重性神经系统和性器官的负担，并影响性感受，使男人不能全身心地投入性的享受中，久而久之，会使男性性欲降低，不利于男人性能力的充分发挥，并容易诱发勃起功能障碍。

（2）逆行性射精。性生活时射精是正常的生理现象，如果强忍不射精，就会影响射精功能，从而发生射精时间延迟，甚至造成不射精。还有一点需要认识到的是，忍精不射并不一定真的是让精液不射出来，更可能的是使精液"走后门"，即发生逆行性射精。精液逆行进入膀胱内，然后随着尿液排出体外，长此以往会影响男人的生育能力。此外，因为强忍不射精，性兴奋时积蓄的精液最终还可能以其他方式排出体外，造成遗精等。

（3）慢性前列腺炎。男性在正常射精后，性器官充分分泌体液，并逐渐疲软，短时间后，阴茎内的血流状态会恢复正常。如果中断射精，性器官内的血流复原速度会减慢，导致持续充血状态，容易诱发生殖系统感染性疾病和充血性疾病，比如慢性细菌性前列腺炎。此外，精囊持久充血，精囊壁上的毛细血管会破裂而发生血精病。

另外，危害也是蛮大的。

（1）射精障碍可导致男性不育。精子与卵子结合是正常生育的必备条件，男性患有射精障碍，无法将精液射入女性阴道，即无精子与卵子结合，从而造成女方无法受孕，引起不孕不育。

（2）射精障碍可诱发射精异常。通过性交中断强烈地抑制不射精，如果经常这样，会酿成射精障碍。轻者出现射精时间延迟、射精不爽快，重者压根儿就不再射精。

（3）射精障碍可诱发频繁遗精。性交过程中，随着性冲动的发生，各附属性腺分泌增多，精液量骤增。如果中断性交，这些精液没有去处，必然会通过遗精方式排出体外，易产生精液与诱发频繁遗精，对身体健康不利。

（4）射精障碍可诱发血精。精囊广泛与持久充血，精囊壁上的毛细血管会扩张破裂，导致血精。

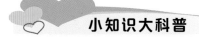

小知识大科普

　　自我锻炼法：在勃起的阴茎上搭上一条毛巾，假如能够承受，说明肌肉强度没问题。假如不能承受，可换用一块小毛巾来试一试。通过男子主动收缩肌肉而抬高阴茎时毛巾位置的变化，就可以检查锻炼效果。

　　也可以在阴茎保持于阴道内时收缩耻骨尾骨肌，使阴茎向你的下腹部抬起，这不仅可以增加男子的肌肉能力，也有助于刺激女方的 G 点。如女方感觉不到阴茎的收缩，则应提醒男子注意坚持运动耻骨尾骨肌。

　　锻炼应该常常而有规律，故每天可安排 2 次各 10 分钟左右的固定练习。收缩耻骨尾骨肌可使排尿间断，这恰恰是你认识耻骨尾骨肌的方法。锻炼时可以先收缩 3 秒，然后放松 3 秒，这样为 1 次，重复 10 次为 1 组，当肌肉强度增强后可以把收缩和放松的时间各延长至 10 秒或更久。

❤ 六、给备孕男性的生活方式建议 >>>>>>>

健康的生活方式对于男性身体健康，尤其是精子的质量水准，能发挥重要作用。

现代年轻男性，主要应注意保持以下健康生活方式。

第一，切忌熬夜。

人的各项身体机能，就像机器一样需要保养，充足睡眠是最好的保养方式。反之，长期熬夜会导致人精神萎靡，各项机能下降，引发精子 DFI 值偏高，影响妊娠质量。成年男性通常应保证七八个小时的睡眠时间，尽量早睡早起。

第二，戒烟戒酒。

科学研究表明，烟草中的尼古丁对人体具有毒副作用，长时间的摄入会降低精子的质量，改变精子的形态，引发精子畸形造成难以受孕。此外，吸烟会减少胆碱乙酰化酶的形成，降低精子活力，影响精子的前向运动，使精子难以与卵子结合形成受精卵。如果酒精和尼古丁、焦油结合，还会更加迅速地通过血液影响到睾丸和精囊，杀死正常精子，减少精子数量。

第三，避免有害环境

睾丸的生精温度在 34℃ 左右，如果外界环境引发人体温度过高，会直接影响精子的生成和成熟程度。长期处于高温环境中的男性，会出现少精、弱精、精液不液化等症状，严重者甚至损坏睾丸的生精细胞，导致精子畸形率增高引发不孕。男性不要长时间处于泡澡、汗蒸等高温环境。此外，辐射也会导致精子生成困难和畸形率增高，在辐射环境下作业的男性一定要做好职业防护。

第四，**加强运动锻炼。**

适当运动锻炼，对于提高人体包括激素水平在内的各项机能都有好处。长时间坚持有规律锻炼的男性，其精子生成水平和活力明显超过不爱锻炼的人。

运动锻炼不仅能提高男性生育力，对女性卵巢功能也有明显帮助。当然，锻炼运动要科学适当，一味追求增肌或"塑形"而导致过度锻炼，反而会影响精子质量。

第五，**补充微量元素。**

微量元素对健康备孕的作用不容小视。以锌元素为例，它是酶的重要组成元素，可以说没有锌就没有酶。充分的实验数据表明，锌具有促进性腺发育和维持性腺正常机能的作用，并且密切参与睾酮生成和运载活动，维持精子膜结构的稳定性和精子的穿透力。

如果男性缺乏锌元素，睾酮的分泌和合成就会减少，精子的数量和质量也会下降。锌缺乏还会导致前列腺液中的活性酶异常，影响精子的液化和前向运动。除此以外，硒、锰、碘、氟等微量元素也是人体不可或缺的。因此，男性必须注重补充微量元素。

总的来说，有利于保持男性生育力的健康生活方式是科学的、规律的、节制的，而且是需要毅力长期坚持的。

小知识大科普

　　并非所有的微量元素都是对人体有益的。科学研究显示，铅过量摄入会阻断睾丸的调节作用，影响生殖激素的分泌，致使睾酮明显降低。严重者还会引起流产、不孕等后果。此外，铜的过量摄入也会影响生殖系统功能。

　　一般而言，微量元素的摄入通过日常饮食就可以满足，无需再行补充。由于不同食物中微量元素的种类和含量各不相同，所以平时的饮食结构要合理，不能挑食偏食，多吃瘦肉、鱼类、牛奶、绿色蔬菜等均能很好地保证微量元素的摄入。只有经专业诊断为微量元素补充不足的情况下，才能遵医嘱通过药物的方式补充微量元素。

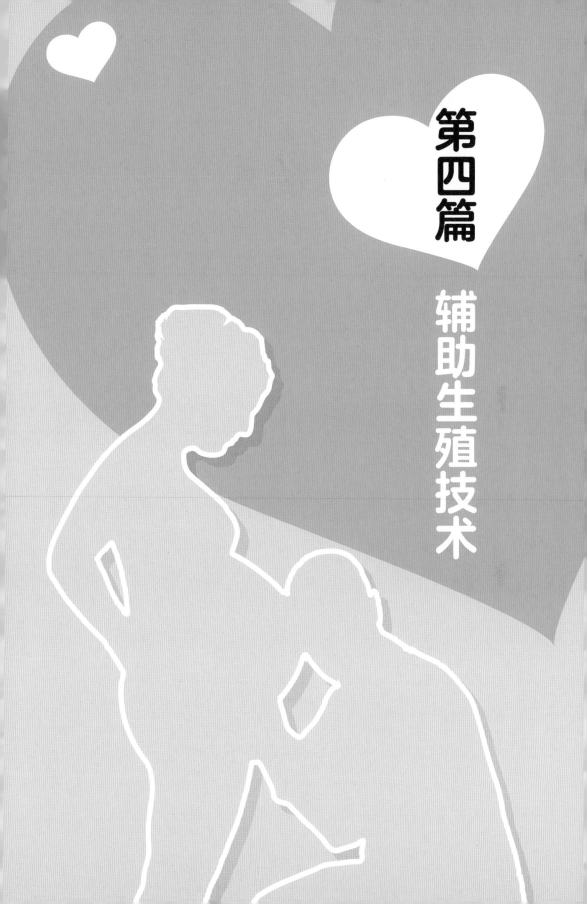

第四篇

辅助生殖技术

试管前，我们需要了解一些问题，我们要知道试管婴儿是什么概念，我们要做一些什么准备，其间要如何调理好身体，所以本章带大家认识试管婴儿技术。

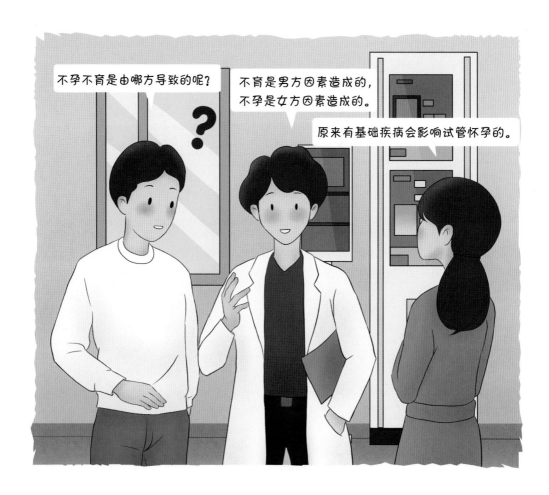

❤ 一、什么是辅助生殖技术? >>>>>>>

一代试管主要针对女性不孕患者。第一代试管婴儿技术,又称为体外受精技术(IVF),是女性不孕的福音,也是目前大多数生殖中心试管婴儿的经典方式。此技术主要解决女方不孕的问题,大多是针对有排卵障碍、输卵管粘连或功能障碍、子宫内膜异位症、子宫腺肌病或排卵异常的人群。

该技术通过采用促排卵药物,包括来曲唑、克罗米芬、果纳芬等,促使卵泡生长发育并分泌雌激素,待其成熟后取出多个,在体外人工控制的环境中与精子自由结合形成受精。随后,再将培养好的胚胎移植到母体子宫腔中,生长发育成胎儿,这种人工受孕方式也称为"自由恋爱模式"。

二代试管主要针对男性不育患者国内医学界通常将第二代试管婴儿称为卵母细胞胞浆内单精子显微注射(ICSI)。在很多人眼里,它比第一代成功率更高。其实这属于认知误区,第二代技术并不比第一代高级,只是针对的人群不同而已。

第二代技术的操作方式,主要是将单精子注射到卵细胞里面,辅助完成受精,以达到助孕目的。针对人群多是男性不育患者,如弱精、少精、无精以及IVF受精失败等。从某种程度上说,二代试管在治疗不孕症方面有着非常好的前景。

一代和二代最主要的区别就是,精子和卵子在体外结合方式的不同。在第一代技术中,卵子和精子可以"自由恋爱""自由结合",而第二代技术则是拉郎配式的"包办婚姻"。

三代试管则是优生优育的发展趋势。国内俗称的"第三代试管婴儿"，在很多人眼里是非常权威的。甚至有些人认为它无所不能，似乎三代试管成功后，生出的宝宝不仅健康，还会成为科学家，艺术家等等。

其实，三代试管并非"万能"的最优选项，它在医学界真正的学名叫"胚胎植入前遗传学检测（PGD）"，临床上多应用于免疫遗传学疾病对下一代的影响。

此技术更多针对染色体和基因方面的问题。例如，明确诊断患有单基因遗传病、夫妻双方或者一方存在染色体异常、高龄及反复流产移植失败等患者，都可以采用第三代试管婴儿来助孕。

三代的技术核心是在二代试管婴儿技术的基础上，通过抽吸卵裂球的细胞再进行染色和基因检测，并选择其中正常的胚胎进行移植。某些具有明显家族性疾病的患者，如血友病、地中海贫血，可通过该技术达到优生目的。

小知识大科普

三代试管，属于平行而非递进的关系，并非后一代比前一代更好，而是针对不同的人群采用的不同技术而已。究竟选择哪一代试管婴儿，主要结合自身特点，不能全凭主观感受，要经过专业医生咨询、检查、诊断后，再根据个人的不同情况来酌情选择。

二、试管婴儿的适应证 >>>>>>>

在男性方面，试管婴儿适应证包括男性较少、较弱、精子畸形和免疫性不孕等。

试管婴儿精子畸形男性适应证为少、弱、畸形。正常受孕需要一定数量的精子，如果男性精液中的精子密度或活力良好的精子比例不够，或者畸形率过高，都会导致不能自然受孕。试管婴儿技术能起到一定的作用，一般是根据精子的情况选择常规的体外受精或者是卵细胞质内单精子显微注射来治疗的。

男子试管婴儿适应证是免疫性不孕，属于免疫学范畴，也就是男性抗精子抗体滴度过高，导致精子发生严重凝集，难以正常受孕，不得不选择试管婴儿助孕。

就女性而言，试管婴儿适应证包括盆腔输卵管病变、排卵障碍、子宫内膜异位症、免疫因素等。

女性试管婴儿盆腔输卵管病变的适应证。在所有女性不孕患者中，这一原因占60%，最常见。其原因主要是盆腔（输卵管）炎症，导致盆腔（输卵管）粘连，机械阻隔了精子和卵子的正常"鹊桥会"。骨盆粘连、慢性盆腔炎、输卵管阻塞、输卵管卵巢炎、输卵管伞端粘连、输卵管积水等均可导致病变。长期以来，手术是治疗的首选，现在证明试管婴儿是解决这一问题的最有效的助孕方法。

女性试管婴儿排卵障碍适应证女性不孕占30%，其中最常见的是多囊卵巢综合征。如有月经延迟或闭经，伴随卵巢多囊状、高雄激素引起的痤疮或多毛等男性化表现，就要注意了，这可能是多囊卵巢综合征的表现。对于这种病因，首选的治疗方法是诱导排卵，可在医生指导的时间段内，在排卵后的时间内同房或人工授精。若治疗 3-6 个周期仍不孕，可考虑试管婴儿助孕。

女性试管婴儿子宫内膜异位症（内异症）适应证。这类不孕的情况并不大，而且引起不孕的机制尚不明确，延迟生育年龄、人工流产术的增多会使此病发生率不断升高，与不孕之间互为因果，形成恶性循环。现在最好的治疗方法是十月怀胎，因此有生育要求的内异症患者应尽快怀孕，可借助试管婴儿助孕。

所谓的试管婴儿就是自然妊娠没办法生育的这部分人，一部分适合做试管婴儿，比如输卵管阻塞，比如宫外孕，两边输卵管都切掉了，无法将精子和卵子结合，比如盆腔粘连、严重的子宫内膜异位症，或者所有的原因都查了，什么原因都找不到，不明原因的不孕，还有免疫性因素引起的不孕，再一个就是精子非常弱，没办法结合，需要用到单精注射，还有无精症的通过手术取精获得精子，然后来做试管等等。所谓的第三代试管婴儿，就是有单基因遗传病或者染色体有异常，通过筛选胚胎以后，得到正常的胚胎，再移植进去，这些需要借助试管婴儿来助孕。

小知识大科普

"试管婴儿"并不是真正在试管里长大的婴儿，而是从卵巢内取出几个卵子，在实验室里让它们与男方的精子结合，形成胚胎，然后转移胚胎到子宫内，使之在妈妈的子宫内着床，妊娠。世界上第一个"试管婴儿"

路易丝·布朗是伴随体外授精技术的发展而来的，最初由英国产科医生帕特里克·斯特普托和生理学家罗伯特·爱德华兹合作研究成功。"试管婴儿"一诞生就引起了世界科学界的轰动，甚至被称为人类生殖技术的一大创举，也为治疗不孕不育症开辟了新的途径。罗伯特·爱德华兹因此获得2010年诺贝尔生理学或医学奖。

 三、试管前的准备 >>>>>>>

1. 做试管前的一些检查

首次试管之前，夫妻双方要做下列检查。

第一，做卵巢功能评估。

卵子的数量和质量对怀孕来说是特别重要的两项，只有事先做充分评估，才能预测出促排卵时的具体反应，设计出适合女性个体本身特点的促排卵方案。

第二，做妇科系统的全面评估。

这项检查主要用于排除其他影响怀孕的因素，如检查女性子宫里面是否有肌瘤、宫颈有没有问题。一旦发现问题，就要在试管前先行安排治疗。

第三，身体全面检查。

这项检查主要是为排除全身状况存在影响怀孕因素的可能。女性怀孕后身体各器官要承受妈妈和宝宝的双重负担，所以必须检查身体肝肾功能，以判断是否符合要求，避免孕后风险发生。

第四，**做男方生育力评估。**

主要对男方的精液及精子形态分析，包括精子浓度、活力、畸形精子率等指标，以此判断分析精子外部质量好坏。分析精子DNA完整性看精子内部质量好坏。

第五，**胎停史分析检查。**

根据统计，有20%~30%的试管患者有胎停史，为了尽量避免试管胎停，要事先对有胎停史女性进行检查，排除胎停因素，最大限度提高试管成功的概率。

第六，**家族遗传疾病史。**

无论夫妻双方，如果存在家族遗传疾病史，应第一时间告知医疗机构，并进行相应检查。

例如，女性父母或者兄弟姐妹有糖尿病，此时患者本人又超过了30岁，很有可能也具备了相应遗传基因。在做试管前，就应进行相关检查，排除遗传基因，在确认无问题后才能安排试管。

女性试管前的检查时间点，一共分为两个时间段。首先是月经期，最好是来月经的第二天到第五天早上开展检查，检查时需空腹。此时，通常能完成整个检查的70%，包括女性卵巢功能的检查，以及抽血项目等。其次是月经干净后的3天以上，应确保提前1周避免同房，才能做完剩余检查，包括白带、尿液、B超、输卵管造影检查等。

男性试管检查流程相对简单，时间是男性禁欲后3~7天，无须空腹。

2. 多囊卵巢患者做试管前需要做哪些准备?

造成女性不孕的原因有很多种,多囊卵巢综合征有卵泡多的优势,较其他卵巢类疾病的治疗过程会相对简单,患者一般借助促排卵方案都能成功受孕。个别患者经过 3~6 个月促排卵治疗仍不能受孕,医生会建议患者考虑试管婴儿辅助受孕。多囊患者在试管前需要做好一些准备工作,才能保证试管的成功。

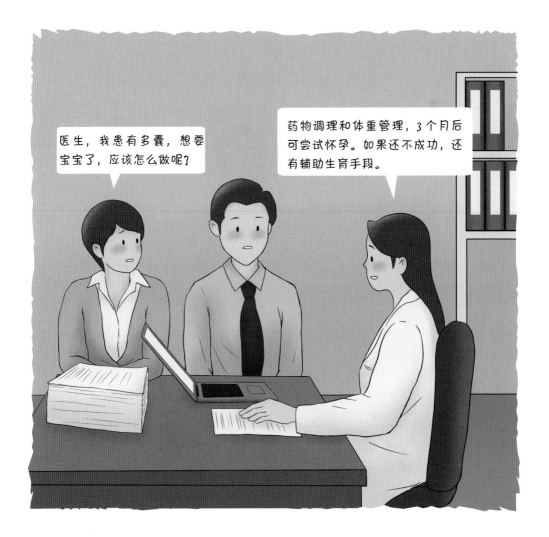

第一，**体重预备管理。**

多囊患者中30%~60%的群体都为肥胖女性，都有减重的需求。减重既能调节患者的内分泌水平，促进排卵功能和月经周期的恢复，而且提高试管婴儿的质量，减少妊娠糖尿病发生的概率。

多囊患者需要在医生的指导下，采取适度运动与饮食调节相结合的方式合理减肥，切莫急功近利追求快速减肥，破坏身体机能影响试管进度。

第二，**改善胰岛素。**

据统计，50%~70%的多囊患者同时伴有胰岛素抵抗症状，胰岛素抵抗与身体的内分泌紊乱相关，患者需要借助二甲双胍等降糖药物调节胰岛素。这样不仅有效预防糖尿病、心脑血管疾病等远期并发症的可能，还能够使患者远离因内分泌异常引发的妊娠类疾病。

第三，**取卵前的注意事项。**

多囊患者经过一系列身体调理，需要先进行性激素六项、血糖检测、血脂肝功等检测，各项指标正常符合试管要求，医生便会安排促排卵方案的介入。医生一般会在患者月经期间开始促排卵治疗，8～10天后就可以实施取卵。

多囊患者由于卵泡多，打了促排卵针后，卵泡会超常发育，患者易出现肚子胀痛等现象。此外，患者在促排卵期间要避免剧烈运动，不可同房，多吃高蛋白食物，这样可以减少出现卵巢过度刺激综合征发生的风险。

第四，保持良好的心态。

多囊患者经历促排卵的失败后，易出现焦虑、紧张、担心等负面情绪。其实，多囊患者有着丰富的卵泡做基础，无须担心取不到卵子，只需要保持积极向上的心态配合医生的治疗即可。积极的心态能够保证卵子高质量的发育和后期胚胎的健康成长，有效提升试管的成功率。

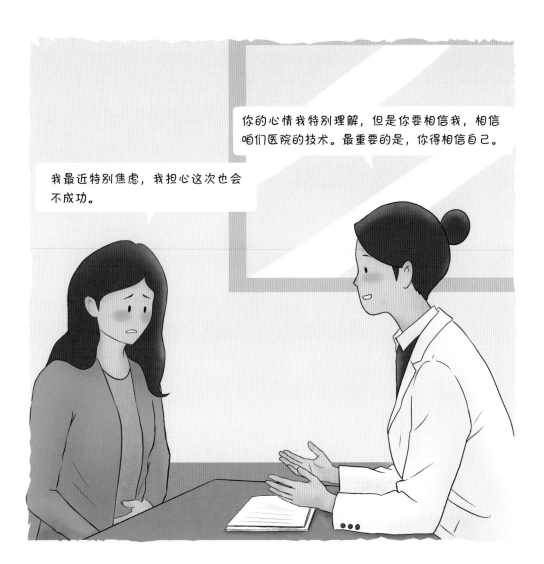

3. 试管期间的中医调理

试管期间中医调理，其时间长度因人而异。

第一，中医调理的阶段。

试管期间中医调理，主要分为如下阶段。

（1）取卵前。这个阶段主要以调养为主，目的是提高卵巢及卵子的质量，从而很大程度提高试管成功的概率，培养健康的胚胎。这个阶段用到的常见中药有枸杞子、紫河车、巴戟天等。

（2）取卵后。女性取卵之后身体虚弱，容易腹胀、腹痛，这时候用当归、黄芪、枸杞子、菟丝子等中药进行调养，可以改善女性气血的同时，增强身体抵抗力，对卵巢和身体的恢复有明显的效果。

（3）移植后。这个阶段的调理主要是进行补气养血，补肾安胎，避免流产。一旦发生流产，也能减少反复试管对身体造成的伤害。

此外对于子宫内膜薄的女性，中药的调理可以养血活血，加强子宫内膜血流，提高子宫内膜容受性。尤其是当女性患有慢性盆腔炎或输卵管粘连、堵塞等疾病时，可能直接导致试管失败，有必要使用健脾补肾类的药物进行调理，来改善身体肾虚血瘀的情况。

第二，中医调理的内容。

准妈妈的良好身体状态，是试管成功的关键因素，是宝宝壮实健康的保障。所以准妈妈们应通过中医调理做好以下几点。

（1）养血。血是生命的根本，滋养五脏六腑。如果女性出现皮肤干燥、颜色淡白没有光泽，很有可能就是血虚。可多食用牛肝、羊肝、乌鸡、红枣、红糖、赤小豆等来补血。

（2）养肾。肾是生殖系统主要器官，肾不好容易不孕或流产，可多吃一些补肾的食物，如核桃、海参、虾、黑芝麻、桑葚、山药等。

（3）养肝。在中医理论中，肝和肾有相似的作用，肝脏气血不畅也会导致不孕。女性平时要保持愉悦、放松的心情，从容温和的状态。易怒易暴可直接导致肝脏气血不畅。

（4）养脾。脾的气血不足，容易流产。女性可以多吃红薯、马铃薯、山药、栗子、大米、蜂蜜等食物来补足脾的气血。

（5）养神。养神主要指情绪安定。情绪好坏不仅决定身体健康与否，也是试管是否成功的关键，为确保情绪稳定平和，可多食用大枣、牛奶、燕麦等，起到养神作用。

中医是"不分"科室的，试管期间做中医调理，应选择好中医。其原则应需注意以下几点。

第一，正规性。

一定是要正规医院的中医，正规医院的医生管理体制也较规范，无论是做针灸治疗，还是中药的汤药治疗，都应避免找非正规的中医大夫调理。

第二，沟通过程。

找和做试管医生有过沟通的中医，经过沟通，中医医生才能明确试管的流程。知道什么时间段把胚胎放进子宫中去，什么样的胚胎会在第几天会着床，只有在充分清楚时间节点的情况下，医生才能针对不同阶段，将针灸和汤药等调理手段，做出不同调整。

例如，在准妈妈促排的阶段，如果准妈妈自身有严重的偏食问题，这时候就应采用汤药方法介入调理，来提高卵巢及卵子的质量，以提高试管的成功率。

对输卵管不畅的患者，多次在使用辅助生殖激素不成功的情况下，中医还可以从体质、情绪等方面进行调节，从而恢复人的精气神，改善个人体质，让病灶得到改善甚至是消除。

第三，**避免误导**。

不要被中医的名气和年龄所误导。现在不少所谓的"名中医""老中医"看病时，把脉、验舌仅仅是形式，看病的速度也非常快，甚至一天能看一二百个患者。其开出的药方也都是在仓促中完成的，很难产生好的疗效。

中医是个慢郎中，所谓慢并非说中医治病效果慢，而是中医需要细心诊治、慢速看病、认真组方。找到耐心的中医比找到有名气、年纪大的中医要重要得多。

第四，**体系区分**。

好的中医不会推荐西药。中医和西医是两套不同的体系，目前能对中医和西医同时做到融会贯通的人基本没有。好的中医不会推荐使用西药，也很少进行中西药合并使用。

第五，**把脉过程**。

专业中医一定是双手把脉。把脉在中医诊病过程中非常重要，所开的方子是以把脉结果为基础的。

最后建议各位女性，选择好了中医一定要坚持，千万不能半途而废。

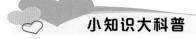

小知识大科普

　　输卵管不畅和输卵管不通是两个不通的概念，所谓输卵管不畅，就是在通向终点的小路上，因为道路崎岖，摔倒的物质就在摔倒的地方扎根，导致小路上有了障碍。输卵管不畅很容易导致宫外孕。一般输卵管不畅都是由炎症感染、不当流产和经期卫生、器质性病变等原因引起的。

　　当发生输卵管不畅，西医多次进行干预都无法达到预期效果时，可进行中医调理。医生会建议女性服用活血化瘀、疏通经络的药物，如散结镇痛胶囊、桂枝茯苓胶囊等。当然，也可能视情况采用针灸的方式，达到行气运血，疏通经脉的目的。

　　输卵管不畅的患者平时也要注意规律生活、健康饮食，多吃新鲜的瓜果蔬菜及粗粮制品，在补充好身体基本营养的基础上，还必须戒除油腻辛辣的食物。

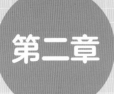

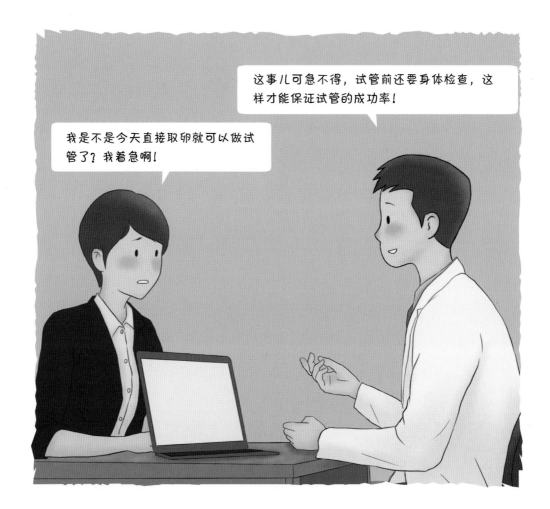

想要孕育试管婴儿，准爸妈需要经历复杂的治疗过程，而其中最初的重要环节就是体检。只有通过体检，才能明确是否能立即着手准备试管婴儿。本章将围绕试管前体检的项目内容、相关程序、准备工作、选择方案等，帮助准爸妈理清一系列重要问题的答案。

一、做试管前，需要做好生活准备 >>>>>>>

做试管，就算晚两个月，也要做好以下方面的准备。

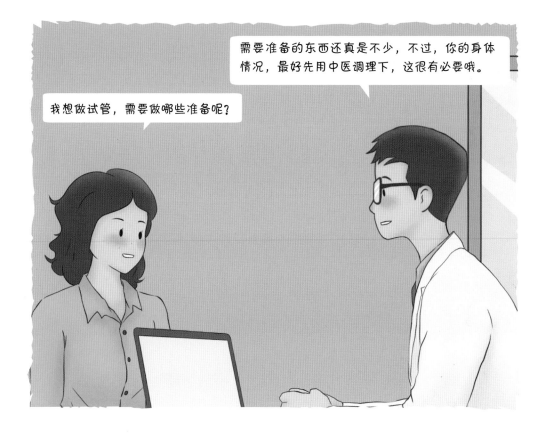

第一，做好时间安排。

试管前需要夫妻双方同时到医院来进行全面的身体检查，排除不利因素后，才能进行针对性准备。男方主要是进行三大项目检查，即

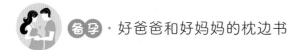

抽血、验尿、验精。女方主要应抽血、做 B 超，以测试输卵管是否通畅。此外，体检项目还包括肝肾功能、传染病的检查、双方的染色体检查等。

上述项目的耗时需要半个月左右，就能将所有检查全部做好。去医院的次数整体为 1 ~ 2 次。

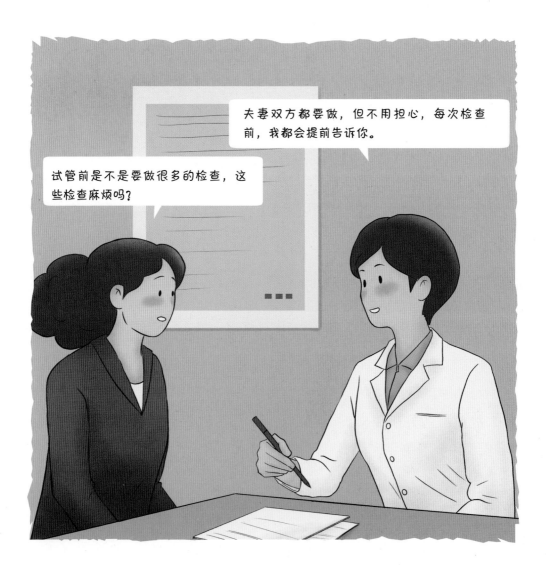

第二，**心理准备**

做试管婴儿的女性，可能面临心理压力较大情形，因此必须提前调整好自己的心情。

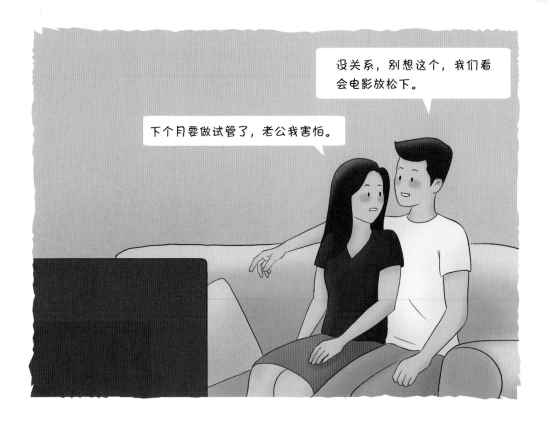

第三，**证件准备。**

提前准备好所需证件，并做到人证合一。做试管婴儿的前提法律条件是已婚夫妇，因此双方必须有结婚证。

除此之外，在生活中，夫妻双方也要做好以下几点准备，并为此提前半年改善生活习惯。

要每天坚持半个小时或一个小时的快走或跑步，这对女性的身体

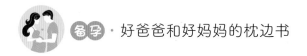

的血液和子宫的内膜是有好处的。但是要避免剧烈运动。

要控制体重。男女双方的体重要控制在正常的范围之内，不能过胖，也不能过瘦。

男女双方都要吃叶酸、维生素。尤其要多摄取高蛋白食物。

尽量选择在黄金生育年龄就做好上述准备进行试管受孕，尽量将成功率提高到最大值。

 二、做试管前是不是必须要做宫腔镜检查？ >>>>>>>

做试管婴儿前是需要做宫腔镜检查的，通过宫腔镜的检查了解患者子宫内的情况，子宫的形态、宫腔输卵管的开口是否正常，可以排除宫腔内的病变是否是引起不孕不育的原因，还可以排除是否宫腔内长有子宫的息肉，黏膜下的肌瘤。除诊断这些情况以后，在检查的同时还可以对这些疾病做出相关的治疗或者手术，解除引起不孕不育的原因。特别要说明的是，宫腔镜检查并非常规检查，虽然它能更准确地判断子宫内膜的状况，但并不是所有试管失败的女性都要做。

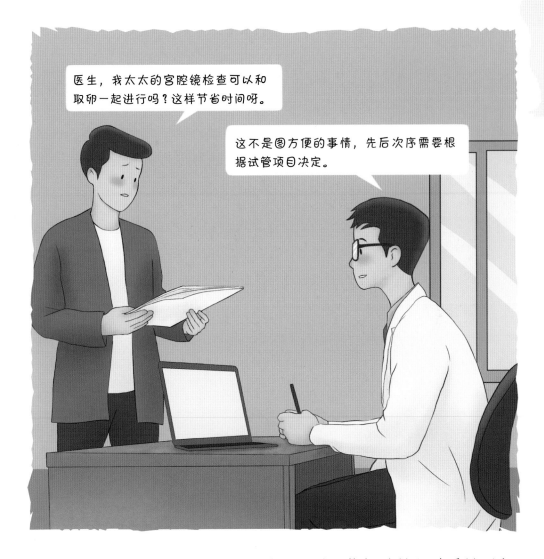

医生，我太太的宫腔镜检查可以和取卵一起进行吗？这样节省时间呀。

这不是图方便的事情，先后次序需要根据试管项目决定。

　　试管失败后要不要做宫腔镜检查，需要依据移植胚胎质量而定。如果确定移植胚胎的质量是优质的，那么试管失败后可以做宫腔镜检查。相反，更多试管失败一次、两次的女性，可能只是由于技术原因、概率原因、胚胎质量不佳而导致暂时无法怀孕。如果没有做相关原因筛查的，医生并不建议做宫腔镜检查的。

试管失败以后，是否需要做宫腔镜检查，可以对照以下原则确定。

第一，**近期情况。**

近期已经做过宫腔镜检查，并且检查结果为子宫内膜正常的，一般是不需要再做一次宫腔镜检查的。虽然宫腔镜检查对良好的子宫内膜没有太大的影响，但这种检查方式毕竟是有创性的操作，如果已经确认过宫腔镜检查结果是好的，是建议不要反复地做。

第二，**反复失败。**

试管反复失败3次及以上的情况下，如果排除女方身体状况、胚胎质量差、胚胎染色体异常等原因后，这种情况是可以做宫腔镜检查的。而如果没有做试管失败原因筛查，最好不要在失败之后立刻做宫腔镜检查。因为这种检查毕竟是会对子宫内膜有创的，可能会影响到子宫内膜，影响试管怀孕。

第三，**优质胚胎。**

如果移植胚胎用的是优质胚胎，无论属于试管失败一次还是失败两次的，都可以考虑做一个宫腔镜检查，筛查相关疾病原因以防万一出现恶化等情况。一般而言，移植优质胚胎后试管怀孕的成功率是比较高的。如果确定胚胎没有问题，但试管失败，就很有可能是由于宫内环境出了问题。这种情况下，就不能必须等到试管失败3次后，再决定要不要做宫腔镜检查了。

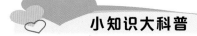

小知识大科普

宫腔镜检查是一种查看女性子宫情况的诊断方法，但不能对孕妇和有凝血异常的人群使用。

在检查过程中，会将光导玻璃纤维镜放进女性宫腔内部，直接观察她的宫颈、子宫内膜、输卵管状态。用来判断女性是否患有子宫肌瘤、子宫内膜息肉、内膜增生等问题。

孕妇不能做宫腔镜检查。此外，如果妊娠后做宫腔镜检查，有可能会导致流产。如果孕妇需要做人工流产的，最好是选择超声引导下取胚，而不用宫腔镜下取胚和药物和钳刮术。

这种检查也不能对有凝血功能异常人群使用。在做宫腔镜检查之前，必须要先做血常规凝血功能检查。如果凝血功能异常人做宫腔镜检查，可能会在检查过程大出血，或者手术后持续出血。

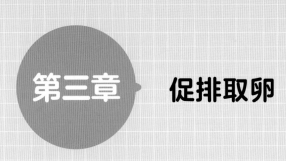

第三章　促排取卵

选对促排卵方案，是试管婴儿成功的先决条件。但大部分女性对此较迷茫，面临太多的促排方案，却不知该如何选择，结果往往凭借"道听途说"的经验，选择了并不适合自己的方案。本章将带您分辨每种促排卵方案的优与劣，认识促排卵过程中出现的难题与困惑，用美好从容的姿态迎来促排卵的成功。

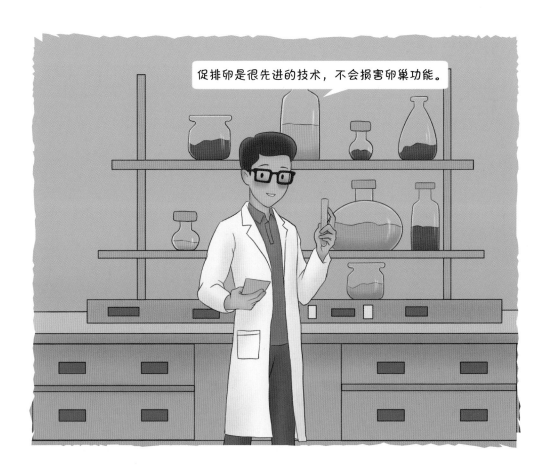

一、关于试管的个性化方案 >>>>>>>

在进行试管婴儿孕育时，部分患者检查发现卵泡数量少，担心获取的卵子数量太少，试管无法成功，犹豫着要不要进周。其实，在这种情况下，患者应尽快进周。

患者的卵巢功能衰退是不可逆的生理现象，虽然患者卵泡数量少，会加大试管操作的难度，但是进周时间越晚，试管成功的概率越低。再者，试管成功取决于卵泡质量，而非卵泡数量。卵泡数量虽然多但质量差，试管成功概率也很低，但是卵泡数量少且质量高，试管成功的概率会相应大。患者在数量少的情况下宜提升卵泡质量，临床上即便成功取卵2~3颗试管成功的案例也不在少数。

卵泡个数较少时，进周的原则如下。

第一，**重质量轻数量**。

尽管基础卵泡数量越多，获取卵子的数量会相应多。当两者不能同时具备，患者易重质量轻数量。实际上，临床上卵泡数量多但质量差，无法成功试管的案例并不少，同时，卵泡数量少但质量高，试管成功的案例也不少。

但是卵泡数量少的患者需要有个心理预期，自己的基础条件差，一次试管成功的概率会相对低，要做好2~3次促排卵的准备。

第二，**进周宜早**。

随着患者婚育观念的改变，生活环境的影响，年轻患者出现卵巢功能减退的现象越来越普遍。患者随着年龄的增长卵巢功能减退将愈加严重。故有试管需求的患者进周宜尽早。须知，即便现在的基础卵泡虽然不理想，但永远胜过"再等等"。

在促排卵方案时，患者基础卵泡在药物的刺激下，发育会高于正常状态。假如患者基础卵泡只有 5 枚，正常状态下每月只有 1 枚卵子成熟被排出，而应用促排卵方案后, 5 枚卵泡都有可能发育成熟被获取。

第三，**生活调理，提高卵泡质量。**

患者通过对生活中饮食、作息等进行合理调整，也能够提升卵泡质量。患者在日常生活中宜保持规律且健康的生活方式，远离不健康的生活嗜好，避免剧烈运动和接触污染源，保持积极向上的生活态度。也可以在医生的指导下，服用药物或者借助中药理疗，为卵泡创造优质的生长环境。

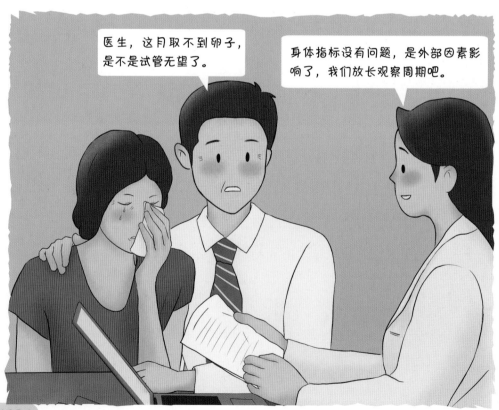

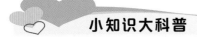

小知识大科普

年轻患者出现卵巢功能低、卵泡数量少是不正常的生理现象，主要由病理性原因和生理性原因造成。患者宜早发现早治疗，以免贻误最佳的治疗时机，出现不孕不育的局面。以下列出部分原因，仅供参考。

1. 多囊卵巢综合征。主要是由于遗传因素或外部环境影响造成，直接导致卵巢功能低下。

2. 卵巢早衰。患者一般会有400~500个卵泡，随着年龄的增长卵泡数量相应减少，卵泡数量减少将不会再生。卵巢早衰则预示着患者卵巢内的卵泡即将被消耗殆尽。

3. 内分泌异常。熬夜、抽烟、饮酒，都会造成内分泌失调，影响卵巢功能而导致卵泡数量少。

二、反复促排效果不好，是方案的问题吗？ >>>>>>>

促排卵方案是实施试管婴儿手术的重要环节，它的成败直接决定试管婴儿的成功与否。促排卵治疗的核心是患者借助医生制订的促排卵方案，在药物的刺激下提高每周期卵泡成熟的数量。

部分患者进行捉排卵治疗后效果不理想，出现排卵数量少，甚至不排卵的现象，怀疑促排卵方案制订有误。出现这种状况，患者应及时与医生沟通交流，寻找产生的原因和解决的方法，而不是一味否定方案。

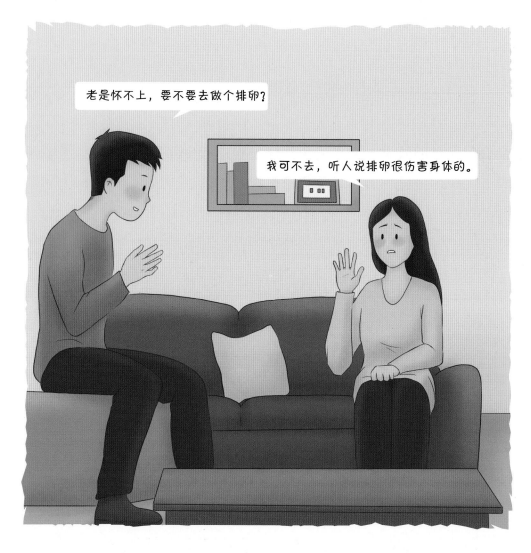

第一，促排卵的几种方案。

促排卵方案根据使用药物的种类和用药时间的长短分为超长方案、长方案、短方案、拮抗剂方案、PPOS 方案、微刺激方案和自然周期方案等。其中，临床上最常用的方案是 PPOS 方案和微刺激方案。这两种方案的操作步骤和针对人群完全不同，以 PPOS 方案用药少，对患者的卵巢刺激小，更适宜卵巢功能较脆弱的患者。

每个方案的制订都不是医生盲目选择，是医生与患者进行良好沟通之后，对患者年龄、体重、卵巢功能等个体综合状况进行专业评估，再从众多方案中选择最适宜的方案。医生既要保证患者通过治疗达到最好的促排卵效果，又要避免治疗过程中产生并发症的可能。但由于患者的个体差异较大，目前临床没有绝对适用于所有患者的促排卵方案，也没有哪种促排卵方案能够保证绝对的成功。

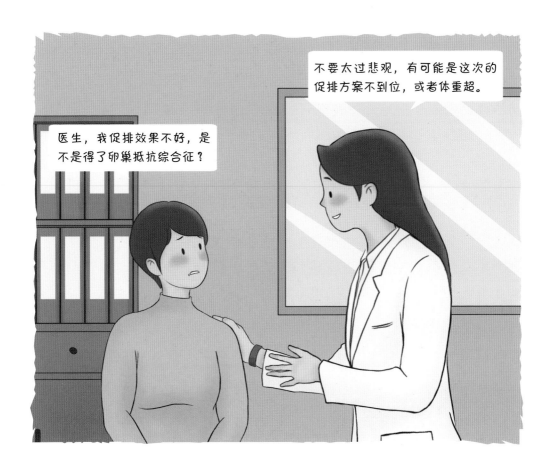

第二，促排卵效果不佳的原因。

患者在打完促排针后，排卵数量少甚至不排卵，主要表现为以下两种病症，可能是卵巢壁太厚，致使大部分成熟卵泡不能正常排出；也可能是卵巢功能差造成卵泡发育不良或停止发育。

究其根本原因，还是患者自身体质出现状况。患者过度肥胖、营养不均衡造成卵巢功能异常，或者卵巢局部疾病、身体免疫系统疾病造成卵巢功能失常，等等，都会因卵巢功能的原因影响促排卵效果。

这种情况下，患者要绝对相信医生，配合医生查找促卵效果差的根源，依照医生建议进行身体疾病的治疗和调理。只要预处理和预治疗做到位，医生再依据患者最新的身体指标对方案做相应改良，促排卵的效果就很可能会大大改善。

当然，不是所有的问题都有解决方案，大概有万分之一的患者尝试过所有的方案，依然无法提高排卵数量。

1.B超看到有十几个卵泡，为什么只取了几个？

取卵是试管婴儿孕育过程中至关重要的环节。临床上，医生经常碰到患者提出这样的疑问，B超检测时，我明明看到自己有十几个卵泡，为什么只取了几个卵子，会不会是遗漏了卵子没有取呢？

答案当然是否定的。每位医生都希望患者试管婴儿成功，卵子获取数量越多，试管成功的概率越大，这对患者、医生和医院三者都是有益有利的好事。因此，肯定不会出现医生刻意少取的现象。其具体原因如下。

第一，卵泡数不等于卵子数。

B超只能检测出患者卵泡的数量和大小，但看不到卵泡的内在情况。因此，B超无法判断卵子的质量和发育情况。医生在为患者实施取卵操作时，是在B超的实时检测和阴道超声仪的引导下，将取卵针直接刺入卵泡内部，将卵泡内容物质吸取干净，从而达到取卵的目的。

因此，当患者的卵泡发育成熟才能取卵成功，假若卵泡发育过熟或者发育不成熟，即便取出也是废卵。假若取卵针刺入发现卵泡内无卵子，只是一枚空卵泡，也无法实施取卵。由于卵泡的这些内部状态B超无法检测到，这就是造成卵泡数量与取卵数量差异的原因所在。

第二，**专业严谨的取卵操作。**

医生以专业严谨的医学态度，对取卵流程进行了精细化的设计和严丝合缝的操作，才能确保卵子无一遗漏被全部获取。医生取卵操作是在B超的实时监控下进行，取卵设备的清洁度和密闭性也会进行细致的检查，避免因人为原因造成卵子数量无谓的缺少。取卵成功之后，医生会再次用缓冲液冲洗取卵管，以保证卵子被全部送进培养皿中。

第三，**多次清查。**

医生会在显微镜的帮助下对培养皿中的卵子数量进行两次以上的清查，然后与患者的B超检测卵泡数量进行对比。如若数量相差过大，或者对数量有疑问，便会再次查阅患者的各类检测报告，分析其产生的原因，从而最大限度地保证获取卵子的精准度。当然，空卵泡是混入卵泡中的"次品"，并不在医生核对数量的范围之内。

2. 卵泡促不起来是什么原因？

一般情况下，患者卵泡无法正常发育，借助促排卵针或药物可以促进卵泡发育，使卵泡正常成长为优势卵泡，进而成为高质量卵子。

但是有个别患者用了促排针或者药物后，卵泡没有发育的表现。他们不明白，这究竟是什么原因造成的呢？

患者的卵泡难促，其原因主要分为两类：一是促排方案的问题，二是患者个体原因。患者需要配合医生进行专业的检查和诊断，查找出卵泡无法生长的根本原因。若是方案的原因，更改促排方案便能实现卵泡的正常生长发育。若是患者个体因素，就需要先进行针对性的治疗和调理，然后在条件成熟时，再进行促排卵方案的实施。

第一，**方案原因。**

促排卵方案是使用药物使垂体降调理，之后再用促性腺激素促进卵巢排卵。部分强降调方案，抑制下垂体功能太深，造成内源性激素完全消失，只依靠外源性激素，卵巢的反应自然会很差。

这种情况下，医生需要再度复核患者的治疗过程，查找问题的根源，然后将方案做相应的调整，卵泡的生长发育情况必将得到改善。

第二，**个体原因。**

下丘脑功能故障和垂体问题，都会引起排卵异常或者不排卵，如垂体泌乳素瘤、下丘脑性原发和继发功能性因素等，都需要患者在医生的指导下找准病根，再实施针对性的治疗。

卵泡发育与卵巢功能有关，卵巢功能则与患者年龄息息相关，部分患者因年龄原因导致的卵巢功能减退，甚至已经到了闭经的边缘，卵巢内的卵泡已经枯竭，此时可谓是回天乏术，就算再高明的医生再先进的技术，也不能实现无中生有。

过度肥胖、压力过大、卵巢类疾病等因素，或者身体的亚健康状态，都会影响卵泡的发育。患者需要配合医生进行全面的检查，并在医生的指导下选择西医治疗或者中药调理，当身体机能恢复到正常状态时，可再考虑促排卵方案的实施。

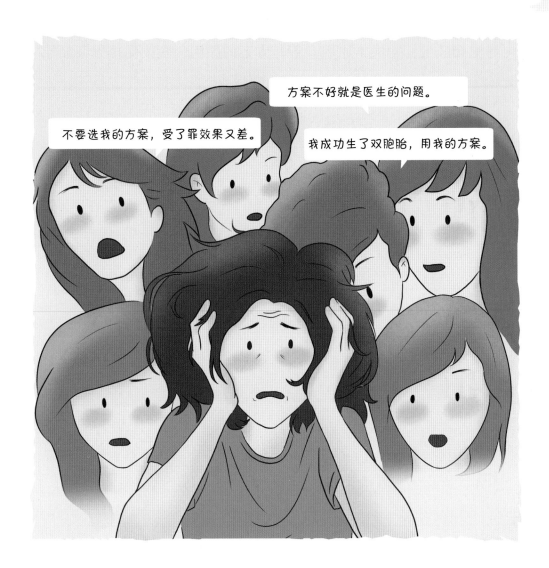

3.调整促排方案，提高卵泡输出率

卵泡输出率是生殖医学的专有名词，主要用于医生评估患者每周期优势卵泡发育情况。假若患者每个周期内产生 10 枚窦卵泡，按正常状态下，只能有 1 枚卵泡发育成熟，此时的输出率为 10%。但在药物的刺激下，患者可能会有 8 枚卵泡发育成熟，即卵泡输出率提高为 80%。

高卵泡输出率意味着试管成功的概率大，但是卵泡数量多不代表输出率就高，卵泡数量少输出率就低，卵泡输出率这一指标主要考察卵巢对药物的反应能力，以帮助调整促排方案，使之提升卵泡输出率。但想要实现这一目标，就要保证方法得当，且同样的方法，提升效果也因人而异。

第一，**影响卵泡输出率的因素。**

促排卵治疗主要是使用来曲唑片、枸橼酸氯米芬胶囊等药物刺激卵巢功能，调节患者内分泌水平，促进卵泡发育和成熟。故此，卵泡输出率与患者的个体差异有着极大的关系，患者卵巢功能对药物的刺激非常敏感，则卵泡输出率会提高，若卵巢功能反应较差或者没反应，则无法提高卵巢功能。通常情况下，在促排卵药物的刺激下，患者正常的卵泡输出率为 70%。

另一方面，患者 FSH（促卵泡激素）较高，或者 AMH（抗缪勒管激素）较低都会影响卵巢功能，也就造成身体对促排卵药物的反应差，致使卵泡输出率低。

第二，调整促排方案如何提高卵泡输出率。

不同促排方案的主要差异是患者使用降调节药物的种类、剂量和用药时间长短的区别。首次制订方案时，通常是由医生根据患者的卵巢功能状态和患者身体的综合检测指标，权衡方案的安全系数和临床效果后，为患者选择最适宜的治疗方案。但由于医生首次接触患者，对患者的身体状态不了解，故最适宜的方案不一定是最佳方案，不一定达到最理想的卵泡输出率。

如果首次治疗方案卵泡输出率提升不明显，患者不要气馁，无须责怪医生，更不要轻易更换主治医生或者医院，而应该积极配合医生查找原因，再次制订更有针对性的治疗方案，如此便能有效提升卵泡输出率。对于确实有转院需要的患者，也要将原有的治疗资料提供给现在的医生，方便医生更准确把握患者的身体状况，提高方案的治疗效果。

临床治疗永远存在个例，确实有患者尝试了多个促排方案，卵泡输出率仍然保持在 30% 左右，无法达到有效的提升。那么，促排手段对这位患者的备孕就是无效的，患者需要考虑通过其他方式实现受孕生子的意愿了。

小知识大科普

当患者进行促排卵治疗时，医生一般会选择从小剂量开始，之后再根据卵巢对药物的反应程度来调节药物的种类、剂量和用时。治疗实践中，很少有患者一次促排成功，多数都要 2~3 次。毋庸讳言，每次促排使用的药物会对患者的身体造成一定的伤害，故患者在此时更要加强对身体的呵护和调理。

患者需要保持良好的心态和稳定的情绪。一次促排失败是再正常不过的事情，患者要用平常心看待促排失败，更不要低沉失落，情绪的过大波动会造成体内的内分泌紊乱，不利于卵巢功能恢复，更不利于下一次的治疗。

患者还应进行必要的营养补充。高蛋白、高营养的食物，是这一时期每日营养所需，有助于患者的卵巢恢复。

同时，患者还要保持健康的作息时间。拒绝熬夜，避免超负荷工作，患者必须保证每天充足的有效睡眠时间，良好的睡眠同样促进卵巢功能的恢复。

♥ 三、促排取卵期间的注意事项 >>>>>>>

1. 打降调针后，出血正常吗？

打降调针的目的，是让基础卵泡在药物刺激作用下，能保持在同一生长发育水平线上，从而同步生长、同时成熟，以增加获卵数量。但部分患者打降调针后，出现了阴道出血的现象，便有些担心。其实，这种现象大部分是正常的。

大部分患者在打降调针后是不会有出血现象，少部分患者出现少量出血现象也不奇怪。药物使患者身体雌激素升高随后又下降，雌激素的骤然变化引起身体反应进而出血，一般出血几天便自愈。若出血严重或者伴随着其他症状，请及时与医生联系进行诊断和治疗。

准确认识此时的出血现象，可以从以下几点分析应对。

第一，打降调节针的目的。

降调节主要是抑制患者身体的自发排卵功能。正常状态下，患者每月只有1枚卵子发育成熟并排出，其余卵泡自动萎缩被身体吸收。而降调节的药物可以使卵泡同步发育，从而提高卵泡发育成熟的比例，获得更多取卵数量，增加试管成功概率。

降调节的药物会对患者的内分泌造成一定的影响，身体出现微小出血现象也是正常，只要患者没有其他不适或出血量大且时间较长，都可以不用理会。

第二，打降调节针的注意事项。

降调节针一般在月经前1周注射，不会影响患者的正常生理周期。打了降调节针后，患者月经初次来潮的时间取决于降调节的方案，有可能是10天、半个月，甚至1~2个月。患者可在打完针后向主治医生确认，做到心中有数，以免过度担心造成困扰，影响治疗效果。

打完针后，患者要多休息避免熬夜，心态保持积极乐观避免焦虑，适度运动避免过度劳累，排除一切影响身体内分泌因素的干扰。清淡饮食注重营养搭配，为卵泡的生长提供优质的环境。此外，患者可留意身体变化，定期观察卵泡生长情况，如有异常，尽快联系医生解决。

小知识大科普

患者在打完降调节针后，假若卵泡没有明显变大，或者FSH（促卵泡生成素）和FH（促黄体生成素）的数值依然很高，抑或者子宫内膜的厚度超过5mm，都表示降调节失败。虽然失败了可以再来，但是患者有必须了解影响降调节效果的因素，实行有效规避。

1.个人原因。患者食用刺激性食物，或者熬夜、抽烟等都会影响降调节效果，故患者打降调节针后有必要调整生活作息和饮食。

2.药物因素。患者瞒着医生服用了影响降调节效果的药物，造成降调节失败。患者在降调期间的用药事项，需要与主治医生确认后再行动。

3.方案原因。降调方案制订的不是特别恰当，患者可以与医生共同总结失败原因制订更针对性的治疗方案，提高成功率。

2.取卵后月经推迟怎么办？

患者取卵后的前3个月，身体会因为激素水平受到外界药物的刺激，导致卵巢功能未能完全恢复，故出现月经推迟或者紊乱的现象。

患者月经推迟时间在1个月时，属于正常现象，若超过1个月，则需要到医院进行相应的检查，了解身体的激素水平和月经周期的变化，再据此实施针对性的治疗。

具体应对方式如下。

第一，认识取卵后月经推迟的原因。

造成月经推迟最主要的原因，是由于促排药物改变了身体的内分泌和激素水平，同时取卵也会对卵巢和阴道造成一定的伤害。再者，进行试管婴儿孕育的大部分人原本就可能患有卵巢或者生殖系统的疾病，原本的生理周期就不同程度地紊乱，取卵后，身体则恢复了原本的表征。

即便是普通女性，其原有的月经周期就会受到情绪波动、精神状态、睡眠情况、生活环境变化的影响。因此，女性要积极进行自我调理，逐渐让生理周期恢复。取卵后，患者要多方面查找月经推迟的原因，然后寻找相应的解决方案。

第二，**月经推迟之后的处置和调理。**

取卵后，月经推迟一般都属正常的生理现象，患者不必过于惊慌和焦虑。为了保证后期试管的顺利进行，患者需要先调理好心态，然后再进行相应的身体调理。

部分患者月经推迟超过 1 个月或者 3 个月时，需要到医院做下 B 超或者进行性激素六项检查，对卵巢恢复和身体激素水平进行全面测评，找到月经推迟的根源，再在医生的指导下进行调理或者治疗。

患者也可以在医生的指导和建议下，借助一些方法促进生理周期尽快恢复。注射黄体酮素或者进行相应的药物调理，可以最方便快捷的帮助患者恢复生理周期。此外，患者应忌生冷驱寒保暖，饮食能够帮助患者进行身体的调理，中医的穴位按摩或者针灸等，都能帮助患者卵巢功能恢复健康。

小知识大科普

环境变化对女性的月经周期会产生一定影响，导致女性生理周期推迟十来天，或者腹痛增加，都是正常现象。

由于女性到了新的环境，身体还没有完全适应，体内的雌激素水平和性激素水平出现紊乱，造成了月经的推迟。当然，这也是因人而异，适应能力较强的患者，生理周期不会受到影响，而适应能力较差，女性的症状表现会越加严重。

实际上，无论男女，经常会有人到了新的环境出现腹泻等表征，这与女性月经推迟或腹痛加重是类似情形原因，都是水土不服所致，正常情况下，这些问题都会自愈，而女性在更换新环境后最多 2 ~ 3 个月的调整，也能恢复正常的生理周期。

当然，女性到了新环境要多注意饮食保持常态化，避免吃寒凉和刺激性的食物。环境本身为身体带来了不适，不应再让身体承受更多负面因素的影响。

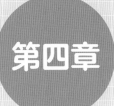

第四章　　胚胎移植与保胎

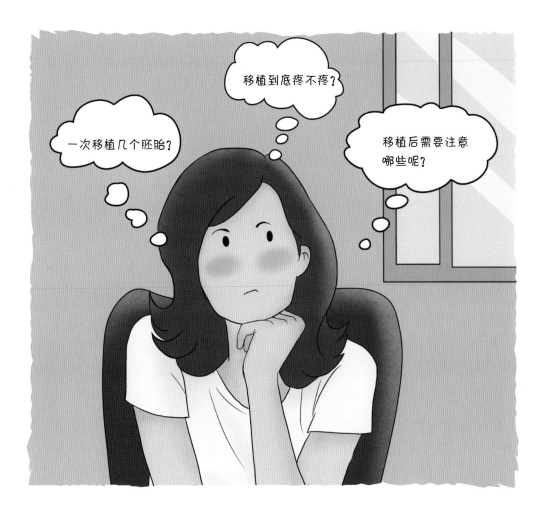

　　胚胎移植是人工受孕的最后一步，也是人工受孕是否能成功的关键一步。对于很多想要人工受孕的患者来说，胚胎移植是一个未知领域，

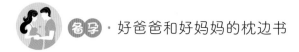
胚胎移植到底要怎么做？移植到底痛不痛？一次应该移植几个胚胎？移植后需要注意哪些事项？

　　本章将主要针对上述疑惑，帮助准爸爸妈妈了解胚胎移植知识，提高受孕的成功率。

一、关于胚胎 >>>>>>>

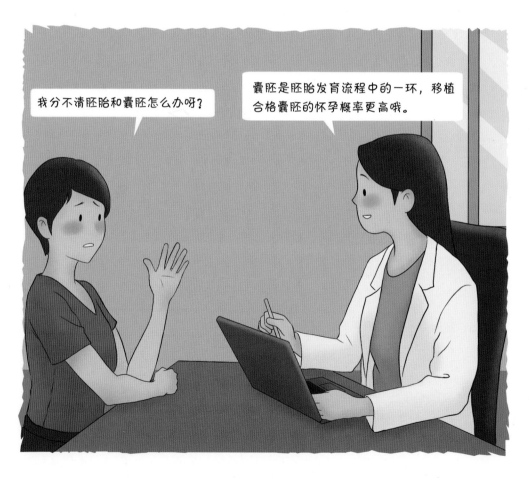

　　胚胎是指卵子受精后 2 个月内的幼体，妊娠时间在 8 周以内的

叫作胚，大于 8 周的为胎。无论是进行自然怀孕，还是使用试管婴儿技术备孕，胚胎的发育都是一个连续的过程。即从第三天胚胎（也叫"胚胎 D3"）到囊胚，再到胎儿组织结构的形成、完善。

下面我们说一下鲜胚、冻胚和囊胚的区别。

1. 鲜胚

卵子和精子结合后形成受精卵，受精卵由输卵管向子宫运行中，不断进行细胞分裂，此过程称卵裂。

卵裂产生的细胞称卵裂球。随着卵裂球数目的增加，细胞逐渐变小，到第 3 天时形成一个 12~16 个卵裂球组成的实心胚，称桑葚胚。在试管婴儿操作中，会将这个在第 3 天形成的桑葚胚简称为早期胚胎，术前常说的鲜胚指的就是它。

2. 冻胚

将胚胎和冷冻液装入冷冻管中，经过降温使胚胎静止下来，然后再在 −196℃的液氮中保存。一般冻胚是在同时培育出多个胚胎的情况下，保证鲜胚的植入后，将剩余的质量较好的胚胎冷冻保存，待以后自然周期或人工周期解冻后植入子宫腔内，以增加受孕的机会。但是冷冻和解冻的过程中，会降低胚胎的活性。

3. 囊胚

桑葚胚的细胞继续分裂，细胞间逐渐出现小的腔隙，大约 2 天后它们最后汇合成一个大腔，桑葚胚转变为中空的胚泡。胚泡也就是我们所知道的囊胚，这个时候是受精卵成活的第 5 天。早期胚胎发育到囊胚的这两天是非常关键的，对温度、空气含氧量、二氧化碳含量的要求都非常高。

囊胚因为比胚胎在体外存活的时间要长，而且分裂出的细胞数量也要多出很多，从体积上来比，也要超出胚胎很多，因此更好的加大了着床的成功率。从这里我们可以看出，试管婴儿的囊胚移植是成功率最高的。

至于鲜胚与冻胚这两者之间，因为冻胚多了一道冷冻与解冻的环节，胚胎在这两个环节中，一定不可能百分百保存细胞的完整性，那么丧失的部分细胞组织，就会降低胚胎的活性。从这里可以看出来，鲜胚的成功率比冻胚的成功率更高。

养囊是指将第三天胚胎继续在体外进行培养，将其变成稳定的囊胚。什么时候需要养囊，应取决于对第三天胚胎情况的观察。之所以要如此严格，主要还是为了提高胚胎着床率，即使第三天胚胎的等级较高，此时也还不能确定它发育潜力高。最好可以将胚胎继续在体外培养2天，看第5~6天的囊胚情况，再决定做胚胎移植还是先冷冻再移植。在此过程中，第三天胚胎会继续分裂，变成100个左右细胞的细胞团，也就是囊胚。此时，再对囊胚进行评估，可以更准确地判断胚胎的发育潜力，也可以更科学地进行助孕指导，提高着床率。

是否选择养囊，主要通过对第三天胚胎的质量、数量以及女性年龄等来判断，具体方法如下。

第一，**直接养囊。**

如果第三天的优质胚胎比较多，可以选择直接养囊，也就是把全部胚胎用于养囊。养囊一段时间之后，如果满足鲜胚移植的条件，就可以直接做移植鲜胚了。如果还不能做移植鲜胚的，就要先冷冻。

移植鲜胚的条件主要是指女方条件，包括子宫内膜厚度正常、雌激素和孕激素正常、没有妇科病、身体状况稳定等。对于满足鲜胚移植的女性，大部分医生还会建议进行移植鲜胚，这是因为鲜胚的囊胚着床率还是会相对高一些。

第二，选择养囊。

如果备孕女性的优质胚胎数量比较少，抑或女性是在高龄生育范围内做试管婴儿的，再选择养囊，很可能"养着养着就没了"。这些情况下，大部分医生都会建议选择出一些比较优质的第三天胚胎，并将这些优质第三天胚胎进行冰冻，而其他的可移植胚胎可以都用来养囊，无法移植的胚胎则应该加以淘汰。这样，既能将可移植的第三天胚胎用来养囊，提高试管婴儿着床率；又能保留优质第三天胚胎，以防后续可能出现反复取卵都取不到质量好的卵子等问题。

小知识大科普

第三天胚胎（也叫"胚胎 D3"）是试管婴儿中常见专业名词，它通常指取卵后的培育到第三天的受精卵。做取卵手术当天叫"胚胎 D0"，这一天卵子就应与精子结合，并开始不断分裂。以此类推，直到之后的第三天，受精卵会分裂出 4~8 个细胞。一般情况下，优质胚胎到第三天都能发育到 8 个细胞。

医生会根据胚胎发育、原核情况等，使用胚胎形态学评估方法，对胚胎进行评级。第三天胚胎的等级有 4 种，分别是 I 级胚胎、II 级胚胎、III 级胚胎和 IV 级胚胎。等级越高的胚胎，表明其质量越好，IV 级胚胎等级最高，并以此递减。III 级胚胎和 IV 级胚胎都是可移植胚胎，这些胚胎被初步

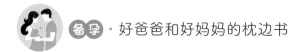

认为具有较好的发育潜力，可以选择进行鲜胚移植或冰冻。

如果在第三天胚胎的基础上，再继续培育到第5~6天，受精卵已经分裂出100多个细胞的细胞团，形成一个稳定的囊胚。

二、关于试管成功率 >>>>>>>

1. 胚胎评级好，成功率就高吗？

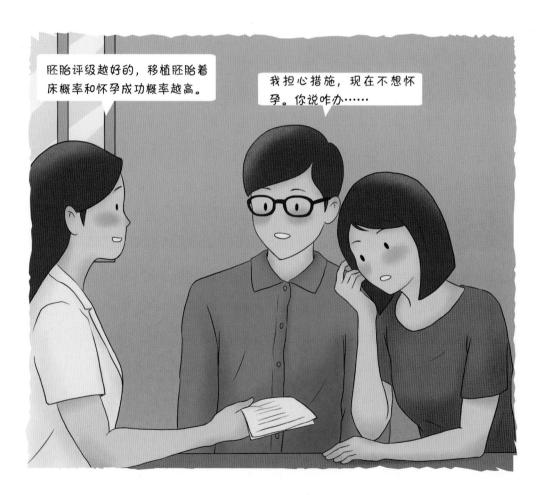

胚胎评级是根据胚胎形态学做出的初步评价，形态学评分越好，意味着我们移植了这样一个胚胎，怀孕成功概率会更高。需要注意的是，当孕妇移植了评分好的胚胎，说明必然能怀孕，但这并不意味着评分较差的胚胎移植进去后一定怀孕失败。

当我们选择移植胚胎时，应该优先选择平级更好的胚胎。胚胎分为第三天胚胎和囊胚两种。第三天胚胎的评级分为 4 种，Ⅳ级胚胎等级最高，评分最好。Ⅲ级胚胎和Ⅳ级胚胎都是可移植胚胎，其他的第三天胚胎可能质量不好就要淘汰掉。囊胚的评级总体上看也是有 4 种，A 级囊胚、B 级囊胚和 C 级囊胚都可以进行移植，而 D 级囊胚应该要将其淘汰掉。

具体分析，囊胚的评级依据源自三大因素，分别是囊胚的胚腔扩张程度、内细胞团发育情况和滋养层细胞发育情况。

第一，胚腔扩张程度。

扩张程度可以从 1~6 级进行评分，囊胚扩张越好，相应的数字也会越大，一般达到 4~6 级的囊胚质量会更加出色。

第二，内细胞团发育情况。

内细胞团的发育情况分为 a 级、b 级和 c 级。内细胞团是将来长成胎儿的一团细胞，a 级细胞是评分最高的，然后以此递减。

第三，滋养层细胞的发育情况。

滋养层细胞的发育情况可以分为 a 级、b 级和 c 级。滋养层细胞是胚胎的外周细胞，是将来要长成胎盘球壁的细胞，a 级细胞是评分最高的，然后以此递减。

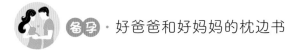

囊胚的评级通常由这3个符号组成，例如"5ab""3bb"等。胚胎评级越好，胚胎的质量相对更好，其发育潜力更强，移植成功率也更高。当然，胚胎评级好跟移植成功率也并非完全绝对的关系，需要保持客观态度去看待。

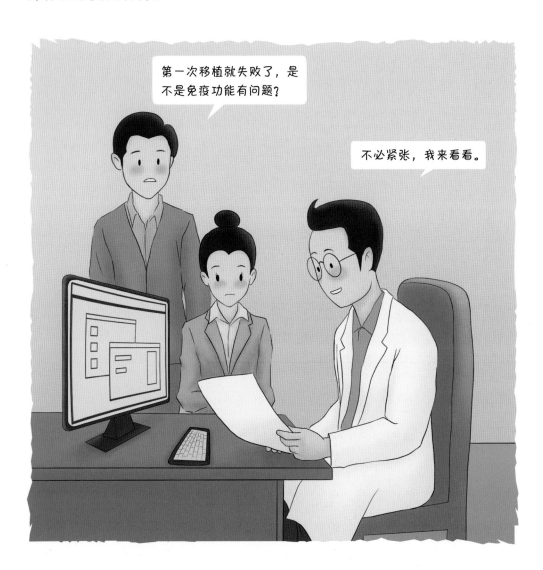

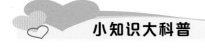

胚胎质量不好，反复取卵拿到的胚胎评级大多数较低，可能是由多方面造成的。一般来讲，我们可以从以下三方面来筛查原因。

1.女方身体健康受到影响，比如患有胰岛素抵抗。当孕妇本身胰岛素绝对值不高，但是2小时之后没有降下去，叫作释放延迟。释放延迟是由于胰岛素抵抗造成的，通常释放延迟也是胰岛素抵抗的诊断标准之一。

2.男方精子DFI偏高。当男方精子DNA碎片率（也叫"精子DFI"）大于10%时，男方可能会患上不育症，并且随着男性年龄越大，这种影响也会越大。由于精子质量不佳的时候，它形成的胚胎也就没有那么好，胚胎的着床率也不高。

3.女方体内缺乏维生素D，也会影响卵子质量的。胰岛素抵抗和缺乏维生素D有时会同时出现，影响着女性卵子质量。

以上问题都得到很好治疗再备孕，才能通过胚胎评级，提高成功率。当然，还有孕妇体重肥胖等原因造成胚胎评分低的问题，由于孕妇肥胖可能会影响其内分泌系统，进而也会影响着胚胎着床率。

2.移植囊胚成功率高吗？

使用了移植第三天胚胎的方法后，移植囊胚的怀孕成功率会相对更高。

第三天胚胎也叫"卵裂期的囊胚"，而囊胚就是养到第5天和第6天的胚胎。胚胎的发育过程，即是从受精卵发育3天之后变成"第三天胚胎"，再经过2~3天，变成稳定且成熟的"囊胚"。

第三天胚胎和囊胚是胚胎发育中必不可少的两个阶段。试管婴儿项目进行到移植的部分时，均是将第三天胚胎或者囊胚移植到女性子宫内。因此，第三天胚胎和囊胚均同样重要。

移植囊胚的着床成功率高，主要是基于以下两方面原因。

第一，**稳定性**。

囊胚的稳定性比较强，并且后期发育潜能好。如果胚胎能从第三天胚胎发育到囊胚这一阶段，就说明这个胚胎的后期发育潜能比较好。这种囊胚的移植着床率会更高。当然，并非所有第三天胚胎，都能发育到100多个细胞团的囊胚，它们有可能会在发育过程中出现停滞分裂。

第二，**成长性**。

胚胎必须要从第三天胚胎生长到囊胚，才具有着床机会。无论是将第三天胚胎在实验室进行体外培养，还是直接把它移植到子宫里边，其首先要能够长成囊胚，才有着床的机会。因此，第三天胚胎和胚囊是进行试管婴儿中胚胎必须经历的两个阶段，在实验室经历培养后能顺利长大的囊胚，其移植成功率是比较高的，同时也避免了第三天胚胎移植风险。

相比于第三天胚胎，囊胚的移植成功率更高，但囊胚和第三天胚胎一样，也具备不同的分级。专业机构还需要具体观察和确定其分级，来判断胚胎的发育潜力及着床率。对于优质的囊胚来讲，其着床率是比较好的，而评分稍微差点的囊胚，其着床率就会稍微低点。但也不能完全认定评分差的囊胚就必然无法着床。在医学史上，移植评分较差的囊胚也能成功怀孕的例子并不少见。

总体来讲，移植囊胚的着床率还是比较高的。

小知识大科普

囊胚是即将成熟的胚胎，通常医生会使用胚胎形态学评估方法，对囊胚进行评级。

囊胚的级别可以分为4类，分别是A级、B级、C级和D级。其中，A级囊胚是优质胚胎，B级囊胚是良好胚胎，C级囊胚是一般胚胎，它们都可以进行移植，而D级囊胚质量较差，不能进行移植，应该要将其淘汰掉。

无论是移植第三天胚胎，还是移植囊胚，孕妇在移植后都要养成良好生活习惯。特别是移植后的3天内，要让孕妇身体维持在一个健康良好的状态，不能患上感冒风寒等疾病。同时，孕妇的心理健康也是不可缺少的一环，在备孕期间，家属应多关注和包容。

三、攒胚胎还是先移植？ >>>>>>>

在人工助孕过程中，医生往往会建议促排获得多个卵子，以配成多个胚胎，提高试管的成功率。但实际上，由于女性身体情况、年龄等方面的因素，单次促排获得的卵子数量往往并不多。

到底是应该攒胚胎还是先移植呢？答案是因人而异。

攒胚胎，是指在单次试管过程中只配成了1~2枚胚胎的情况下，先不移植，而是将胚胎冷冻起来，再次促排培育胚胎，等攒到3~5枚胚胎的时候，再进行移植。

在试管人工助孕的过程中，到底是否先攒胚胎，要根据具体情况来分析。当女性卵巢情况良好、激素水平正常、子宫内膜环境较好，可以不需要攒胚胎，尤其单次获得了质量很好的胚胎，根据医嘱进行移植就可以。如果是卵巢储备较低，窦卵泡数量较少，AMH值较低的女性，就需要准备更多的胚胎以保证成功率，此事就需要先攒胚胎，等积累足够胚胎后，再进行移植。

此外，还有一些人目前没有打算生育的，为防止卵巢衰老影响未来计划，也可以先通过试管培育胚胎冷冻保存，等以后想要生育的时候再移植。有些夫妇的身体健康状况不佳，需要做调理好再备孕，也可以先攒胚胎，等身体条件允许了再移植。

试管助孕过程中到底是攒胚胎还是先移植，需要综合自身身体情况、意愿、年龄等各方面因素，由医生来进行专业评估，最大限度减少对身体的伤害，提高试管成功率。

小知识大科普

AMH 是一种激素，由卵巢小滤泡的颗粒层细胞分泌，可以反映生命周期内的卵泡活性，又称抗缪勒试管激素。

女性刚出生时，AMH 值最低，青春期后达到顶峰，在整个生育年龄期间都维持较高的水平。此后，随着年龄增长以及身体等其他因素，AMH 的浓度逐渐降低，绝经后浓度为 0。

AMH 值可以反映卵巢功能、值越高，说明卵巢的卵子库存越大，生育能力就越强，反之则说明卵子库存小，生育能力弱。一般来说，AMH 值在 2.0~6.8ng/mL，是正常范围。如果小于 1.0ng/mL，证明卵巢早衰的可能性较大。

需要注意，AMH 值的高低，仅体现卵子数量的多少，与卵子质量关系不大。

四、什么时候移植？ >>>>>>>

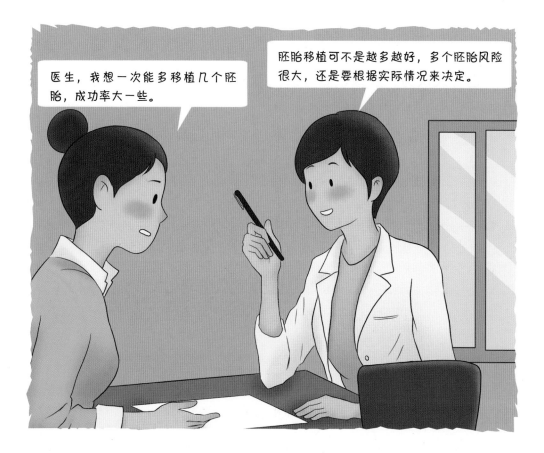

医生，我想一次能多移植几个胚胎，成功率大一些。

胚胎移植可不是越多越好，多个胚胎风险很大，还是要根据实际情况来决定。

　　胚胎移植，始终存在成功率高低的问题。因此，有些患者认为一次移植胚胎的数量越多，则成功率就会越高。实际上，医院在进行胚胎移植的过程中，一般都选择单个胚胎移植，最多也只移植 2 个。

　　移植胚胎，并非数量越多越好。这是为什么呢？

　　客观而言，移植多个胚胎确实能够增加成功率，但随之带来的风险也是非常大的。一次移植多个胚胎，容易出现多胎妊娠，而多胎妊娠对于母亲和胎儿都存在很大的风险。例如，多胎妊娠的母亲更容易出现妊娠高血压、糖尿病等妊娠期综合征，产后出现类似疾病的概率也较大。此外，胎儿容易出现早产、发育畸形、发育迟缓的情况。因此，移植胚胎并不是越多越好。

也有人认为，这些风险可以在妊娠后期通过减胎手术来补救，甚至寄希望于多胎妊娠早期的自然减胎。然而，相关研究表明，即使减胎后单胎分娩，胎儿的发育质量仍然不如正常单胎妊娠的胎儿，畸形风险仍然高于单胎妊娠分娩。此外，减胎手术本身也存在风险，比如宫内感染或者流产等。因此，尽量避免减胎手术对于母亲和胎儿才是最好的选择。

通常情况下，医生会根据患者身体情况移植 1~2 个胚胎，如果移植的是囊胚，通常只移植 1 枚。这是因为囊胚的发育潜能较好，比较容易着床。对于拥有高质量胚胎的患者，因为胚胎发育潜能好，医生可能会选择一次移植单个胚胎。而对于年龄小于 35 岁的女性，由于其子宫功能和卵巢条件较好，妊娠率也较高，其单胎移植成功率也高，医生也基本会选择一次移植单个胚胎。

小知识大科普

妊娠高血压，是妊娠期妇女特有且常见的疾病，呈一过性，往往在分娩结束后症状消失。该病按照症状的轻重分为轻度、中度、重度，主要的症状是高血压、水肿、蛋白尿、抽搐昏迷等，最严重可以造成母子死亡，是目前孕产妇死亡的主要原因之一。通常而言，孕后期患者的收缩压达到140mmHg以上、舒张压达到90mmHg以上，必须要考虑妊娠高血压的可能。

下列类孕妇相对比较容易出现妊娠高血压。

1.年龄在20岁以下或者是40岁以上的初次怀孕妇女。

2.双胎或者多胎的孕妇。

3.存在高血压易感因素或者遗传因素的孕妇。

4.有血管疾病或者糖脂代谢异常的孕妇。

5.营养不良或者体重超重的孕妇。

如果患者属于上述情况，妊娠期间需要及时咨询医生意见。

6、除此之外，还应注意自我识别妊娠高血压问题。孕妇在怀孕的中后期，要注意观察体重变化，怀孕8个月之后，每天可能会在下午的时候发生轻微水肿，休息后可消失。如果发生水肿时间过早（如出现在6个月或者7个月孕期），水肿持续时间长，难以消肿，或者水肿延伸到小腿部位，都需要及时去医院就诊，判断是否发生了妊娠高血压。

五、移植后保胎 >>>>>>>

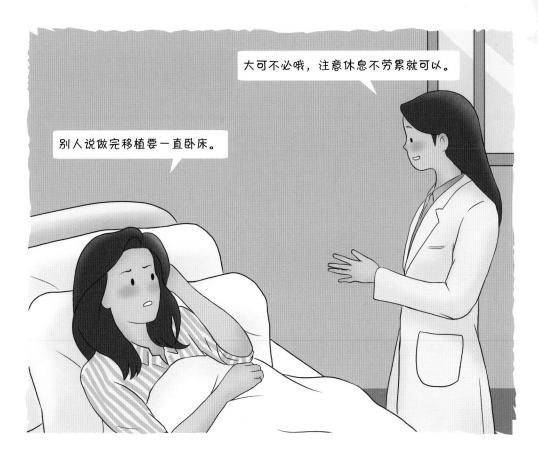

胚胎移植后，无须紧张焦虑，可以正常生活。但为了提高成功率，也有一些事项，需要患者注意确保无误执行。

（1）移植手术做完后，一般在医院休息观察半个小时，即可下床回家，其间如果有尿意，不要憋尿，手术后10分钟即可以正常如厕，不需要担心胚胎流出来。

（2）移植后，不需要绝对卧床，但是也要注意不能做剧烈运动。

患者可以进行一些轻松的活动，比如散步等，保持情绪稳定。

（3）移植后，应保持阴部清洁卫生，不要盆浴。要注意避免压迫腹部，避免舟车劳顿。

（4）患者应避免使用或者长期处于化学性刺激的物质或者环境中，如油漆、空气清新剂、浓烈香水等，保持空气清新，环境通风。

（5）手术后，饮食保持日常即可，注意摄取蛋白质、新鲜蔬菜水果等，防止便秘、腹泻，禁止服用活血化瘀类补品，如益母草、当归、人参等。

（6）移植后如出现腹痛、腹胀、恶心呕吐等症状，不能擅自服药，需要及时就医诊断。

（7）术后如出现阴道出血症状，要卧床休息，并遵医嘱使用药物保胎。

（8）移植后要根据医生意见服用药物，不能擅自停药，也不能擅自用药，请严格遵医嘱。

（9）术后第14天，可以采晨尿或者验血的方式，检测是否妊娠。自行检测为阳性（妊娠）后，建议要前往医院确诊，以免出现假阳性。

成功妊娠后，还需使用药物保胎到怀孕3个月。和自然怀孕一样，人工受孕成功后也会出现一些早孕反应，在移植30天后，应到医院做B超检查，了解胚胎发育情况。如果出现多胎妊娠应根据情况进行减胎术，确保母婴安全。

当受精卵到达子宫时，已经是一个多细胞的实体，因其形状如同桑葚，又称为桑葚胚。桑葚胚到达子宫后，还会继续分裂成胚泡，并在受精后6～8天进入子宫内膜，这一过程就叫着床。

着床的步骤分为定位、黏着、穿入。

定位，是指胚泡进入子宫后，在一定的位置靠近内膜。此时，胚泡和子宫互相作用，胚泡最终安置在内膜的适当位置。

定位之后，胚泡就会紧紧黏着内膜，无法与内膜分开。

当胚泡与内膜融合后，会钻入内膜的基质，深埋在内膜中，这就是穿入。传入后，基质中的海绵样指状突起钻入子宫内膜里，和母体的血管连接起来，形成胎盘。

着床是胚胎发育早期的重要环节。在这之前，胚泡会在子宫腔内游离，有被排斥脱落的危险，经过定位、黏着、穿入之后，胚胎与母体紧密结合，有利于胚胎的生长发育。

胚胎移植成功，只是人工受孕成功的第一步，后续需要补充必要的激素药物。由于大部分选择人工受孕的女性都会存在黄体功能不全的情况，需要针对性补充黄体酮，且补充的时间可能延伸到怀孕后3个月左右。

那么，补充黄体酮的方式应如何选择呢？目前，补充黄体酮的方式有3种：肌肉注射、口服、阴道塞药。

肌肉注射的方式是通常最直接有效的，也是传统实践中最常用的方法。肌肉注射吸收好、利用率高、见效快，但其中存在的主要问题，在于黄体酮试剂是油性试剂，长期注射容易造成皮下局部硬结，导致患者面临红肿、瘙痒或者疼痛的反应。因此，目前采取注射方式的医生已经越来越少。

口服黄体酮药物，主要是指"达芙通"这类比较常用的药物，其使用方便，避免了肌肉注射产生的反应和感染风险，对血液检测也没有影响。但口服药物可能会出现胃肠道的副作用，对消化功能存在负面影响。

阴道塞药主要采用黄体酮凝胶进行，常用如"雪诺酮""安琪坦"等药品。通过阴道给药，同样能达到注射用药的效果。此外，由于药物直接作用于子宫内膜，所以更利于吸收。这种方式存在的问题，主要来自药物残渣。正常情况下，凝胶附着于阴道壁可以慢慢自行吸收，阴道本身具有清洁功能，活动时药物残渣会随着代谢而排出体外。如果出现较多的残渣积累，可以到医院进行冲洗，不会影响药物的效果。

当然，有些患者会发现，虽然用了很长时间凝胶，但验血时却测不出黄体酮，这恰恰说明阴道塞药的作用。当患者出现早期孕酮特别低的情况，有可能是由于先兆流产，也有可能缘于宫外孕。如果盲目选择注射黄体酮给药，就会影响到血液检测，就分不清到底是药物注射的作用还是本身胚胎发育较好。

如果不是必须使用注射方式的话，医生会建议使用阴道塞药和口服的方式来补充黄体酮。这样的方式既不会影响血液，也能满足了黄体补充需求，还能准确反映出胚胎成长的情况。

小知识大科普

黄体酮补充通常推荐在取卵后开始，最迟也要在移植当天补充。

确认怀孕后，可逐步减量补充，直到怀孕3个月停药。由于并非所有黄体酮药物在补充后，都能表现为血清孕激素水平的升高。因此，在补充黄体酮的过程中，需要监测血清HCG水平，用来帮助判断绒毛活性，并通过B超来准确监测胚胎发育情况。

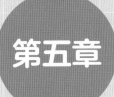

第五章 试管反复失败怎么办

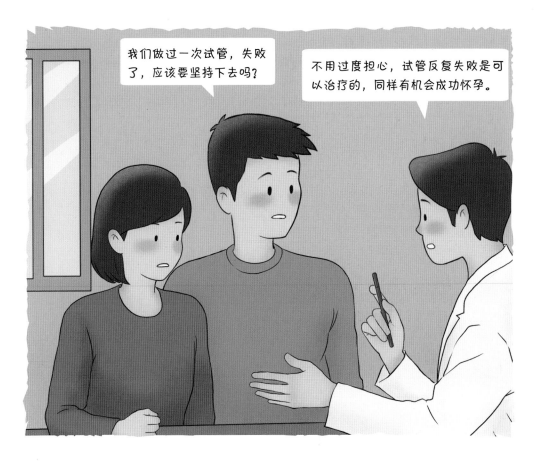

　　试管反复失败是可以治疗的。当女性做试管失败之后，不应长时间陷入失落情绪，而是需要筛查出试管失败原因，排查所有影响因素对本次试管的影响。

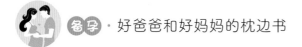

通常而言，试管失败原因大多跟"胚胎质量"和"子宫环境"有关，只要对症下药进行科学治疗，经过多方的共同努力，还是很有可能成功怀孕的。试管失败后治疗过程中，女方要格外重视自身健康状况，加强平时锻炼运动，保持良好心情，男方和家庭也要给予女方全面的关怀。

❤ 一、试管失败的原因分析 >>>>>>>

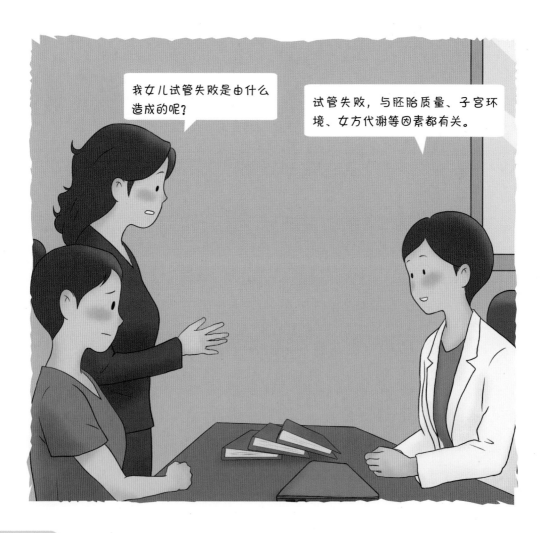

无论试管失败一次，还是反复失败，其失败的原因大多是由于胚胎质量差、子宫内膜厚度不合适、女方细胞新陈代谢异常导致。在判断试管失败原因的过程中，医生通常是优先观察胚胎质量，判断是否属于优质胚胎，再看女方孕激素和雌激素是否协调，最后才是做宫腔镜检查，查看子宫内膜厚度和形态。

试管失败后原因分析的具体流程如下：

第一，检查胚胎质量是否好。

胚胎质量对怀孕成功是非常重要的。胚胎质量的好坏，和女方的年龄、卵子质量、精子质量，以及形成受精卵之后胚胎本身的分裂情况，都是有关系的。这些因素的任何一项，都有可能会导致着床失败，或者是早期流产。

精子或者卵子质量不佳，是试管怀孕失败的主要原因之一。精子或卵子质量差而表现为数量少、活力低、形态异常等问题，会影响胚胎发育，从而影响试管怀孕成功率。

胚胎质量不佳，是试管怀孕失败的主要原因之一。当胚胎分裂不良、基因异、发育不全时，可能会导致授精失败，导致胚胎无法正常发育，造成怀孕失败。

第二，检查女性代谢、内分泌和免疫方面是否正常。

在上述导致试管失败的原因中，孕激素和雌激素分泌不协调是相对比较常见的，而免疫方面存在问题是比较少见的。

第三，检查女性子宫内膜的厚度和形态。

除了胚胎质量外，子宫内膜的状况也是影响试管怀孕的非常重要的因素。移植胚胎的着床对子宫内膜是有要求的。只有当内膜达到一定的厚度，并且具有相应的健康形态，以及比较丰富的血流供应，胚胎才会比较容易着床。当女方宫内环境低于正常水平，如患有宫腔炎、子宫内膜异位症等基础疾病，都会影响试管怀孕的成功率。

小知识大科普

除了上述原因导致的试管失败，女性的心情同样非常重要。

如果女性长期焦虑，压力非常大，也很可能影响到试管怀孕结果。随着女性延迟生育年龄，转为投入事业追求实现自身价值等趋势兴起，越来越多女性选择晚婚晚育，她们也更容易面临着来自社会、家庭的多方面压力。在高龄、焦虑、压抑等多重因素的作用下，女性试管怀孕的结果肯定是会受到一定影响。

焦虑情绪对女性身体影响是内在的，属于精神影响层面的不健康因素。有时候，可怕的并不是本身患有疾病，而是人们隐约感到自身存在深度焦虑但却不自知解决的重要性，放任其对身体的影响，导致更严重的后果。

女性在日常生活中应学会适当释放压力，让自己始终保持良好的心情，对一切释怀，以自身健康为首，从而合理应对来自各界的压力。

二、关于试管技术的新突破（PRP 疗法） >>>>>>>

PRP 的全称是 Platelet-rich plasma，即富血小板血浆，是通过抽取自体外周血，经过细胞分离技术，提取到的一种含有高浓度血小板的血浆。

简单来说，就是从自己的血液中抽取浓缩血浆。

血浆中的血小板，在被激活后，可以释放多种生长因子，促进细胞生长，帮助内膜生长修复，减轻炎症反应，改善内膜容受性，提高胚胎种植率。PRP 对于尝试多次试管失败的姐妹来说，不失为一个新方法。

其实，我们胚胎着床也是一个胚胎与内膜接触、黏附、侵入的过程，简单来说就是一颗种子在土壤里面不断生根的过程。

这个"生根"过程需要细胞的增殖、新生血管生成、局部免疫、炎性因子的调节。正好就是刚才我们说的，富血小板血浆所提供的生长因子的作用。

所以，从 2016 年起，国内外学者开始对反复着床失败患者采用 PRP 宫腔灌注。到目前为止，已有足够多的研究表明，相较于传统的宫腔灌注药物（HCG、粒细胞刺激因子等），PRP 可能有效改善患者的临床妊娠率和活产率。

对于这样的新突破治疗办法，相信很多患者都是比较陌生与好奇的，下面，我们将针对一些关于 PRP 疗法的问题进行解惑：

Q1：PRP 疗法需要做多少次？

目前建议做 1~2 个疗程，其中，1 个疗程 2~3 次 PRP 宫腔灌注。

有时候患者刚刚做了 1 次就发出疑问："怎么内膜一点也没有长？"这种情况是有可能的，毕竟 1 个疗程都还未结束，而且内膜的修复需要时间。

所以，做 PRP 治疗大家需要一点点耐心，1 个疗程做完后再看内膜的情况，决定是移植还是进行下一个疗程。

Q2：做完 PRP 有没有可能没有效果？

当然是有可能的，任何一种治疗手段并非对每一位患者均有效。内膜的损伤或粘连程度不同，效果肯定也不会相同。

如果患者本身内膜就特别薄或粘连特别严重，当然有可能做了 PRP 宫腔灌注内膜没有明显的改善。但选择尝试 PRP 疗法不失为一次改善内膜粘连的机会。

Q3：什么时候到医院进行 PRP 疗法合适？

宫腔镜分粘术后或取球囊后立即来治疗。术后立即治疗的目的是减少内膜再次粘连，同时促进内膜修复。如果已经排除了粘连或内膜的病变，可选择月经第二天来院，由医院来安排合适的治疗时间。

Q4：已经在医院了，非得等月经期来吗？

答案是否定的。建议患者直接到薄型子宫内膜门诊，医院会根据你的情况及月经时间安排合适的时间进行 PRP 治疗。

小知识大科普

PRP疗法并不适用于所有人，有以下情况的女性是不适合PRP疗法的：

1. 生殖器官炎症

2. 全身感染性疾病急性阶段

3. 凝血功能异常

4. 血液系统恶性肿瘤及生殖系统恶性肿瘤

5. 子宫异常出血未除外子宫内膜病变者

6. 血小板低于 $100 \times 10^9/L$。

7. 严重肝、肾、心肺功能障碍者

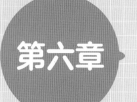

第六章

如何借助中医的手段顺利怀孕

众所周知，备孕这件事，有的人一帆风顺，轻易就怀上了，而很多人，不管怎么努力，也不管是不是做试管婴儿，就是怀不上，或者一怀就掉。这到底是为什么呢？真的只是"缘分"这么简单吗？

从专业的角度来说，这是因为每个人的体质不一样，所以才有不同的结果。那么，我们怎么去改善这种情况，让自己能够怀孕呢？除了西医帮助我怀孕，中医能帮助我做什么？

中医认为："肾主生殖"，肾精充足，肾气才可能充足，卵泡才可能有足够的能量发育成熟，成熟了，才能到该排卵的时候排卵，才可能精卵结合形成优质的胚胎，胚胎在发育的过程中以及后期胎儿的发育则依赖于母亲脾胃所化生的气血。

那么，中医具体能帮助想要怀孕的女生们什么？

中医治疗包括口服中药和做理疗，理疗包括针刺、艾灸等。

在备孕前，可以中西医结合，一起调理，一起治疗。即使进入促排、复苏周期，也仍然建议大家中西医两条腿走路。

💕 **一、试管助孕的过程中可以服用中药吗？** >>>>>>>

首先，我们需要厘清的是，在备孕中服用中药，主要有两个目的：一是调理自身的气血，做试管的患者大部分身体素质都偏差，就跟修房子一样，根基不稳，修不了高楼；

二是帮助患者促排复苏移植。做试管的每个过程都要服用一定量西药，或者输液，如果体内本身就有很多垃圾，那你用再贵的西药也不能有效吸收，如果能服用中药增强自身气血，那脾胃更加强健，体内垃圾更少，对食物药物的吸收也会更充分，有助于试管更加顺利进行。

弄清楚服用中药的目的后，下面，我们主要就中药的常见疑问，一一解答。

第一，**吃中药会影响我做试管么？**

大家的目的是想怀孕，中医老师也会围绕这个目的，根据你的情况来综合考虑用药。而且，根据临床成功案例来看，中医、西医两条腿走路会更加稳当。

第二，**什么时候开始吃中药？**

越早开始越好。在促排阶段，因为一个卵泡的生长周期是82~85天，所以建议至少提前3个月开始吃中药，而且，3个月不是定数，吃了3个月的中药，有的人还是疑惑，没有好转。

因为每个人的体质不一样，所以具体调理多久，取决于患者的舌苔脉象，以及患者的生活方式。在复苏之前，也建议大家提前至少2个月开始服用中药。

第三，**中药要吃多久？**

建议进了周期可坚持服用中药，这可以更好地让身体调整到最佳状态。

有的患者会担心进周期后用中药会影响西药，这是不会的。在问诊中医时，医生也会详细地了解患者的试管进程，会根据患者 B 超、查血的结果来调整用药。中医师的目的只有一个，帮助你更好地怀孕。

第四，**移植了可以吃中药么？**

答案是：当然可以。

还是那句话，两条腿走路更稳当，吃中药的目的是帮助患者怀孕，更重要的是要怀的稳当。比如，移植后出血的，移植后翻倍翻得不好的，往往结合中药取得了不错的疗效。

第五，**怀孕了还要吃中药么？**

这个答案也是必然的，因为就算自然怀孕也有可能发生胎停现象。

另外，移植后 40 天前后是最容易出问题的，所以，中医师的建议是患者服用中药到长出胎盘为宜，这个阶段是比较稳定的时期。

二、中医动态评估帮助夫妻同诊治疗 >>>>>>>

在中医里，有一种理念称为"夫妻同诊治疗"。

中医会将夫妻双方作为整体看待，通过对夫妻双方的症状、体征及辅助检查进行综合评估，根据试管的不同阶段，给予个体化的干预或对症治疗，切实有效的辅助双方以更好的机能状态完成周期治疗，从而达到提高试管成功率的目的。

"夫妻同治"作为一种健康的理念，不仅仅有助于疾病的更好控制和治愈，更能在一定意义上促进夫妻双方的感情，从而减少一些不必要的家庭矛盾（减少不良情绪的干扰），同时对治疗有一定帮助的作用。

那么，中医具体是如何帮助夫妻双方治疗的呢?

①缓解焦虑，改善睡眠。

在辅助生殖治疗过程中，影响成功率的因素很多，需要运用中医的整体观念和辨证论治，在不同的时间节点给予相应的干预措施（药物调理、经络穴位治疗、膳食指导等），可以缓解夫妻双方的紧张焦虑的情绪，改善睡眠。

②生活健康干预。

根据中医体质辨识给予调理方案，通过饮食起居、情志调理、中药浴足及个体化运动方法等多种措施，调理一身气血阴阳之平衡，提高整体生理功能和生殖内分泌功能。

除了以上这些方法，中医治疗不孕症还可以针对男女双方"对症下药"。

针对男性

①少弱精子症。

少弱精子症发病率逐年升高，但其发病原因尚未完全明确，因而没有特效药。中医有其独特见解和治法，通过辨证论治、给予个体化治疗方案，如中药配合经络穴位治疗，使患者的身心达到平衡状态，精气充实，气机舒畅，气血调和，有利于精子的发生和精子活力的提升。

②精子碎片率高。

精子碎片率高可反映遗传物质的完整性或损伤程度，已成为判断男性生育能力、预测试管成功率、胚胎停育和复发性流产的重要指标，中医可以从宏观上协调机体阴阳平衡，配合经络穴位治疗，有一定程度中医药治疗该病的临床优势。

③性功能障碍。

由于生活压力过大，生活方式的改变，男性性功能障碍的发病率逐年上升，严重影响夫妻感情与家庭和谐，中药辨证论治可有效提高男性勃起功能、勃起硬度和治疗满意度，改善阴茎血管功能，增进夫妻感情，促进身心健康。

④慢性前列腺炎。

慢性前列腺炎发病率高，症状复杂多样，临床治疗效果并不理想，多数患者在患病后常会出现尿频、尿急、会阴痛和焦虑等症状。中医对于慢性前列腺炎的治疗具有较大的优势，因此中西医结合治疗成了新的发展方向。

针对女性

①促进卵泡发育，预防并发症发生。

运用中医整体动态评估，可以在促排卵阶段通过药物调理和非药物疗法，促进卵泡发育，提高卵子质量，不但可以提高试管的成功率，而且可以减少卵巢过度刺激综合征的发生概率，为胚胎移植创造条件。

②提高内膜容受性，帮助胚胎着床。

子宫内膜容受性低下是难以受孕以及孕后发生不良妊娠结局的重要原因，中医认为主要为肾虚血瘀，需给予补肾活血治疗，增加子宫内膜厚度，改善子宫动脉血流状态，从而提高子宫内膜容受性，帮助胚胎着床。

③补肾固胎，预防流产

中医理论认为，复发性流产的发生与肾虚、气虚、血虚关系密切，给予补肾填精、益气养血，促进胎儿正常生长发育，还可抑制子宫平滑肌收缩。

大量临床观察发现，中药配方协同非药物疗法，治疗肾气亏虚型复发性流产的整体效果理想。

三、中医在试管促排卵中起到的作用 >>>>>>>

很多尝试怀孕的患者会有这样的疑问：我反复胚胎移植失败，多次取卵、移植让我身心俱疲，除了卵巢功能问题，内膜也不好，每次移植鲜胚的机会都被放弃，我还可以尝试哪些办法？

通常来讲，反复种植失败是综合因素导致的，女性卵巢功能、男性精子质量、女性全身内分泌、免疫中的任何一种原因都会导致失败。

多种原因导致的失败，中医的整体治疗具有优势，主要通过分阶段的整体治疗。下面就分别讲一讲不同因素，中医能起到的作用：

第一，卵巢功能。

卵泡发育有周期，从始基小卵泡到成熟卵泡，其发育周期是 2 ~ 3 个月的时间。针对卵巢功能减退或者是卵泡质量差的人群，在促排前 2 个月左右开始调理，效果更加。

第二，薄型子宫内膜及内分泌等综合因素。

薄型子宫内膜的朋友和反复移植失败的患者，建议在复苏进周前

1个月开始调理，改善子宫内膜和子宫动脉血流，调节宫腔环境，改善子宫内膜容受性，可增加胚胎着床率和活产率。

面对初次尝试中医的患者，也许会抱有这样的疑问："我的基础卵泡特别少、取了很多次卵都没配起，医师说我的卵巢功能减退，中医治疗有效果，我该什么时候开始呢？"

需要明确的是，卵泡募集时间是85天左右，如果患者在促排阶段，建议尽量在促排卵药物使用以前进行治疗，每周2~3次；进入促排周期后根据卵泡情况针灸理疗。

对于没有时间来院治疗的患者们，也可以在医生的安排下进行穴位埋线，疗效等同于针刺，起到长久、温和、持续的刺激，7~15天/次，2~3次/月，特别适合促排前，或居住在外地，或工作繁忙的患者。

对于浅浅尝试过中医治疗不孕症，却没有明显效果的患者，可能会有这样的疑问："我在其他地方试管多次失败，也喝过中药，做了一些治疗，能感觉睡眠改善，那我应该什么时候再次试管，还需要做什么治疗呢？"

不孕不育是一个慢性的、多种不良因素长期累积的结果。中医治疗、中药均可以改善气血不足、肝气郁结、痰湿阻滞、肝肾不足、脾胃虚弱等诸多原因导致卵子/精子质量欠佳。

改善气血、改善睡眠状态是治疗后的结果之一，试管进周需在生殖西医老师指导下进行，中西医配合治疗是节约经济、精力的最佳组合。

针对治疗方式：针刺和中药针对卵巢功能下降、精子质量欠佳、内膜菲薄等容受性问题；鼎灸治疗、腔内治疗针对内膜容受性下降等问题，除此以外还有埋线、皮内针可以选择。

不过要视具体情况而定，患者应该到中医门诊进行具体问诊，中医师会根据你的情况，拟出更适合你自己的治疗方案。

四、面对卵巢功能衰退，中医如何帮助患者顺利怀孕？ >>>

在做试管的人群中，卵巢功能衰退的患者有时会需要付出更多的努力才能迎来好孕。

因为卵巢功能衰退意味着卵巢功能的下降，卵子数量的减少及卵子质量的下降，它也会影响到胚胎的质量，从而怀孕的概率也会下降。

更重要的是，卵巢功能衰退不可逆转，目前也无医疗技术可以逆转，但我们可以通过有效的方式积极改善卵巢功能。

下面借由两个案例分享，来展示中医如何帮助患者在卵巢功能衰退的情况下顺利怀孕，

案例一

小丽（化名），27岁，未避孕未孕1+年，AMH：0.54ng/mL，考虑卵巢功能减退，遂进行试管助孕。

2021年10月在医院第一次取卵，基础卵泡10枚，取卵4枚，冷冻胚胎1枚，未进行移植。

由于第一次获卵不理想，加之情绪波动，眠差，遂于12月14日到中医科调理，医生根据病情四诊合参之后，考虑肾虚血瘀肝郁，予以中药补肾健脾疏肝养血，改善卵巢功能，调理情绪，平衡气血阴阳。

经调理后，患者于2022年1月再行促排，同步辅助针灸加中药

调治，直至夜针当天，其中针刺每日 1 次，腹背交替进行；隔姜督灸，隔日 1 次。

最终取卵 16 枚，获 4 枚囊胚。取卵后针刺加隔姜脐灸治疗 3 天，恢复卵巢，预防腹水，5 天后移植囊胚 1 枚，继续予以中药助着床。现这位姐妹已顺利怀孕，并通过了第一次 B 超检查。

案例二

玲玲（化名），32 岁，未避孕未孕 6 年，基础卵泡 6 枚，AMH：0.85ng/mL，考虑卵巢功能减退，遂进行试管助孕。患者于 2020.11 月—2021 年 9 月，取卵 3 次，移植 2 次，未妊娠。于 2021.10 月第四次取卵，同步进行中医理疗，促排期针灸 3 次，督灸 2 次，取卵 5 枚，于 2022.1 月移植一枚胚胎，移植后服中药助着床，现这位患者也顺利怀孕，并通过了第一次 B 超检查。

案例的两位试管妈妈都是属于卵巢功能减退，但比较年轻的女性。

随着工作压力的增加，外在环境的变化，卵巢功能减退也越来越年轻化，这样的问题让她们难以正常怀孕，不得不选择试管助孕。

就算试管助孕，也会面临获卵少的问题。在这种情况下，可以通过中药口服与中医治疗相结合的方式来实现事半功倍的效果，更快地帮助大家好孕。

那中医治疗是如何干预卵巢功能减退？其作用机制又是什么呢？

第一，**中医治疗补肾活血中药多层面、多环节、多部位发挥作用**

一是通过增加雌二醇，调节过高的卵泡刺激素水平等，直接调整下丘脑 – 垂体 – 卵巢生殖轴的功能，实现对生殖内分泌的调节。

二是通过调节免疫，减轻免疫炎性反应对卵巢靶细胞的损伤，削弱对卵母细胞信息传递的阻碍作用。

三是可能上调相关激素受体的表达，加强卵巢细胞内信号转导，提高卵巢组织反应性。诸多研究表明补肾活血中药干预卵巢功能减退疗效确切。

第二，中医针刺通过中枢神经发挥作用

针刺刺激后，针刺信号由穴位经外周神经传入中枢神经，引起脑内神经递质及神经肽类变化，导致生物活性介质释放，激发机体神经－内分泌系统活动，调整下丘脑－垂体－卵巢轴，促进卵泡发育成熟、提高卵母细胞质量、改善排卵功能。

第三，中医特色隔姜灸法——脐灸、督灸、火龙灸

①脐灸是一种极具特色的中医外治法。

脐中乃神阙穴，通五脏六腑，具有振奋中阳、暖宫，温通经络的功效。脐部的表皮角质层是腹壁最薄部位，分布有丰富的血管网，淋巴循环网和神经，利于药物吸收。在脐灸的过程中，加以药物，既能对穴位起刺激作用，又能让药物被吸收后在体内发挥药理作用。

此外药物通过生姜的温热效应经脐部直达胞宫，激发经气，促进卵泡、内膜的生长，尤其适用于小腹冰凉，消化欠佳，大便不成形、痛经，取卵术后预防腹水的姐妹。

②督灸是一种在腰骶部隔药隔姜施灸的疗法，督灸粉中药物可温通经脉、补益肝肾，姜泥温经散寒。

督灸能集经络、药物、艾灸作用于一体，发挥补益肝肾、温阳通脉、平衡阴阳的作用。

对于卵巢功能减退，怕冷明显，尤其腰骶部冰凉的女性，督灸尤为适宜。

③火龙灸又称为"长蛇灸"，因其施灸于人体背部，面积大，热力充足，势若播龙，故而命名。火龙灸通过温通任督二脉，振奋机体的阳气，使闭阻的阳气得以宣通发泄，去除久积体内的寒湿。

究其机制，现代医学认为，火龙灸能使局部血管扩张，改善机体的血液循环，具有增强免疫功能、加速新陈代谢，改善卵巢功能，加快血液循环的作用。

对于气血不足，长期手脚冰凉，卵子质量差，反复着床失败的患者，尤为适宜。

除了上述3种中医治疗手段以外，规律的生活习惯也至关重要。

《黄帝内经》有云："生病起于过用"，比如，长期熬夜睡眠差，夜晚机体本该阳入于阴，产生气血精液，若长期熬夜，肾气耗散于外，阳不入阴，导致肾阳肾精俱损。

阳化气，阴成形，卵泡生长缺乏物质基础，导致卵泡少，卵子质量差；再比如，情绪焦虑，思则气结，伤脾胃，影响营养物质吸收。

所以在试管阶段患者应饮食有节，起居有常，不妄劳作。

综上所述，如果患者也有卵巢功能减退，反复着床失败的情况出现，不妨通过中医辅助治疗，可以早日怀孕。